Ecksturm/Leib

Lernfeldorientierte Wirtschaftslehre
für Zahnmedizinische Fachangestellte

- Lösungsheft -

D1731230

Sie finden uns im Internet unter: www.kiehl.de

*Lehrbücher für
Gesundheitsberufe*

# Lernfeldorientierte Wirtschaftslehre für Zahnmedizinische Fachangestellte

## Lösungsheft

*Von
Diplom-Volkswirt
Hartmut Ecksturm,
Oberstudienrat*

*und
Diplom-Volkswirt
Wolfgang Leib,
Oberstudienrat*

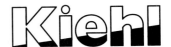

ISBN 3 470 **52181-6** · 2003
© Friedrich Kiehl Verlag GmbH, Ludwigshafen (Rhein), 1998
Druck: Präzis-Druck, Karlsruhe – wa

# Vorwort

Die Lösungshinweise und Lösungsvorschläge in diesem Lösungsheft beziehen sich auf die Aufgaben und Fälle zur Sicherung des Lernerfolgs, die sich an die jeweiligen Kapitel des Lehrbuchs „Lernfeldorientierte Wirtschaftslehre für Zahnmedizinische Fachangestellte" anschließen. Die im Lehrbuch den einzelnen Kapiteln vorangestellten Leitfragen lassen sich hingegen mithilfe des Lehrbuchs ohne Zusatzinformationen beantworten.

Ludwigshafen, im Januar 2003

Die Verfasser

# Lernfeld: Im Beruf und Gesundheitswesen orientieren

# 1. Die Berufsausbildung zur ZFA

## 1.1 Der Inhalt des Berufsausbildungsvertrages (BAV)

*Lehrbuch Seite 23*

1. Es soll festgestellt werden, dass die Mindestvorschriften des BBiG im Formularvertrag der Kammern enthalten sind. Diese Aufgabe ist außerdem Vorbereitung zu den Aufgaben 3 und 4 des Kap. 1.2.

   *Hinweis: Beim Bundesministerium für Bildung und Forschung, Referat Öffentlichkeitsarbeit, kann unentgeltlich die Broschüre „Ausbildung und Beruf" mit den relevanten Gesetzestexten bezogen werden. Postanschrift: BMBF, 11055 Berlin.*

2. Die Auszubildenden sollen ein kritisches Bewusstsein für die Einhaltung von Unfallverhütungsvorschriften entwickeln.

3. Die Auszubildende könnte wegen Problemen bei der Ausbildungsplatzsuche auf die Vergütung verzichtet haben. Die Richter werden sich auf §§ 10 ff. BBiG berufen. Der Ausbilder muss die Vergütung nachzahlen, ggf. mit Zinsen.

4. d)

5. b)

## 1.2 Der rechtliche Rahmen des Berufsausbildungsvertrages

*Lehrbuch Seite 25*

1. Sie engen den individuellen Freiraum bei der Vertragsgestaltung ein. Tarifvertragliche Regelungen jedoch nur dann, wenn es sich um tariffähige Vertragsverhältnisse handelt (vgl. S. 25 Lehrbuch).

2. Informationen über Tarifverträge bei Zahnärztekammer oder BdA (vgl. S. 53).

3. In der Aufgabe des Lehrbuches wurde irrtümlich eine falsche Position des BAV genannt, Nachzuschlagen ist die Regelung über die Ausbildungsvergütung.

   In § 10 BBiG wird von „angemessener" Vergütung gesprochen. Im Vertrag der Kammer wird dies im Sinne der gültigen Tarifverträge oder aber individueller Vereinbarung zwischen ZFA in der Ausbildung und ihrem Ausbilder geregelt.

4. Schülerabhängige Beispiele.

# 1.3 Das Berufsbildungsgesetz und die Ausbildungsordnung

*Lehrbuch Seite 28*

1. Diese Übung mit dem Text der Verordnung soll über die im Lehrbuch gegebenen Informationen hinaus Vertiefung ermöglichen und Bewusstsein über den gesetzlichen Hintergrund der Berufsausbildung schaffen. Gleichzeitig auch Vorbereitung auf Inhalte von Kap. 1.10 und 1.11 des Lehrbuchs.

2. Das BBiG enthält die generellen Regelungen für alle Ausbildungsberufe in der BRD, für die speziellen Belange der Einzelberufe gelten die Ausbildungsordnungen dieser Berufe. Dies ist sachlich begründet und erleichtert die Handhabung der rechtlichen Vorgaben.

# 1.4 Der Ausbildungsrahmenplan und die Ausbildungspläne der zahnärztlichen Praxis

*Lehrbuch Seite 30*

1. Die Auszubildenden sollen die Soll-Vorgaben ihrer Ausbildung kennen lernen und die Ausbildung als gestuften Lernprozess – auch in der zahnzahnärztlichen Praxis – erkennen. Außerdem sollen ihnen Informationen zu einem Soll-Ist-Vergleich ihres Ausbildungsverhältnisses gegeben werden.

2. Schülerabhängige Lösungen. Ausbildungsinhalte können wohl am besten in einer Praxis mit einem an systematischer Ausbildung interessierten Praxisteam (Rahmenbedingungen!) vermittelt werden.

# 1.5 Der Ausbildungsnachweis

*Lehrbuch Seite 31*

1. und 2. Schülerabhängige Lösungen

# 1.6 Das Jugendarbeitsschutzgesetz

*Lehrbuch Seiten 36 und 37*

1. Diese Regelung ist nach §§ 1 und 8 Abs. 2a möglich. Die Wochenarbeitszeit von 40 Std. darf jedoch nicht überschritten werden, d.h. eine Stunde muss an einem anderen Tag gekürzt werden.

2. a) Es ist nach § 11 Abs. 1 zu verfahren: Bei 4,5 bis 6 Std. Arbeitszeit Anspruch auf 30 Minuten Pause. Sinnvoll in zwei Kurzpausen zu je 15 Minuten zu verteilen, da Entspannungseffekt auf diese Weise effektiv genutzt wird. Pausen müssen im Voraus festgelegt worden sein.

   b) Gleiche Rechtsgrundlage: Bei mehr als 6 Stunden Arbeitszeit entsteht ein Pausenanspruch von 60 Minuten. Sinnvolle Verteilung: Vier Pausen zu je 15 Minuten.

3. a) Nach § 19 festzulegen: 25 Werktage.

   b) 30 Werktage.

   c) Hier gilt das Jugendarbeitsschutzgesetz nicht mehr. Der Urlaubsanspruch richtet sich nach dem Bundesurlaubsgesetz, den evtl. geltenden Regelungen des Manteltarifvertrages bzw. Einzelarbeitsvertrages. Nach Bundesurlaubsgesetz zzt. 24 Werktage (§ 3 Abs. 1 BUrlG).

# 1.7 Verfahren zur Beilegung von Konflikten während der Ausbildung

*Lehrbuch Seiten 40 und 41*

1. a) Sonja sieht den Ausschuss als parteiisches Gremium an. Dies ist nicht zutreffend, da der Ausschuss paritätisch besetzt ist und die Standpunkte beider Parteien unvoreingenommen zu beurteilen hat. Absicht des Verfahrens: Das Ausbildungsverhältnis soll erhalten bleiben!

   Der zweite Fehler von Sonja: Falls bei der Kammer ein Schlichtungsausschuss besteht, so muss dieser zuvor eingeschaltet worden sein, ehe eine Klage beim Arbeitsgericht angestrengt werden kann (vgl. S. 39 Lehrbuch).

   b) Sachorientierte Gespräche, keine Gegenangriffe und Emotionalisierung des Konflikts. Aber auch keine Duldung des Fehlverhaltens bzw. Zurückweichen, da so der Konflikt nicht gelöst wird. Bewährter Dreischritt: Vermeidung von Eskalation durch Emotionalisierung, Wiederherstellung des Gleichgewichts durch Verständnissignale, Prävention durch zukünftig frühzeitige Aussprache (vgl. S. 318 ff.).

   c) Es soll der Auflösung des Ausbildungsverhältnisses entgegengewirkt werden.

2. a) Der Ausbilder hätte den Ausbildungsstatus von Angelika berücksichtigen müssen. Sie benötigt ihre „Freizeit" zur schulischen Vorbereitung und notwendigen Maßnahmen der Lebensgestaltung und zum geistigen und körperlichen Ausgleich. Wenn man unterstellt, dass Angelika noch nicht volljährig ist, so gilt das Jugendarbeitsschutzgesetz, das Überstunden überhaupt nicht zulässt.

   b) Aussprache nach rechtzeitiger Vorinformation des Ausbilders (nicht zwischen Tür und Angel und auch nicht aus einem aktuellen Anlass der Verärgerung!), Darlegung der eigenen Situation (Sachargumente), Hinweis, dass generelle Bereitschaft bisher gezeigt wurde (Praxisloyalität!).

   c) Ausbildungsberater der Kammer, Schlichtungsausschuss und ggf. Arbeitsgericht einschalten.

   d) Kündigung widersprechen und wie unter c) genannt verfahren.

# 1.8 Die Beendigung des Ausbildungsverhältnisses

*Lehrbuch Seiten 43 und 44*

1. Diese Übung soll über die Textinformationen des Buches hinaus Vertrautheit mit der Rechtssituation in der Ausbildung schaffen.

2. Das Ausbildungsverhältnis könnte durch einen Aufhebungsvertrag (S. 43 Lehrbuch) beendet werden. Da die Probezeit vorbei ist, ist eine Kündigung nach § 15 Abs. 1 BBiG nicht mehr möglich. Sollte für Sabine ein wichtiger Grund (S. 42 Lehrbuch) vorliegen, so könnte sie ggf. auch fristlos kündigen. Hierbei ist es jedoch möglich, dass die ausbildende Zahnärztin den Schlichtungsausschuss und ggf. das Arbeitsgericht anruft.

3. Sandra kann die unter a, b, c und e genannten Ansprüche durchsetzen. Anspruch aus d ist nicht realisierbar, da sie ein direkt an die Ausbildung anschließendes Arbeitsverhältnis nicht beweisen kann.

   Bei der Kündigung aus wichtigem Grund ist eine Frist von maximal zwei Wochen zwischen dem zur Kündigung führenden Ereignis und der Kündigung zu beachten. Da die erheblichen Mängel in der Ausbildung als ein anhaltender Zustand zu sehen sind, könnte diese Frist ab dem Begehren Sandras auf Abhilfe zu rechnen sein.

   Der Schadensersatzanspruch ist innerhalb von drei Monaten nach Beendigung des Ausbildungsverhältnisses zu stellen (§ 16 Abs. 2 BBiG).

4. c)

# 1.9 Die Verlängerung der Ausbildungszeit

*Lehrbuch Seite 45*

1. Ausbildungsverlängerung bei nichtbestandener Prüfung.

2. Erklärung gegenüber dem Ausbildenden mit dem Wunsch, die Ausbildungszeit bis zum nächsten Prüfungstermin zu verlängern.

# 1.11 Die Abschlussprüfung

*Lehrbuch Seite 49*

1. Über die Informationen des Buches soll der rechtliche Hintergrund vermittelt werden und das nach dem dreijährigen Bildungsgang zu erreichende Ziel der Ausbildung verdeutlicht werden.

2. Da in den einzelnen BBS oft so genannte pädagogische Notenschlüssel mit Unterforderungscharakter gelten (z.B. Note „ausreichend" kann schon bei nur 38 % der geforderten Leistung erreicht werden), ist es frühzeitig notwendig die Anforderungen der Kammern zu verdeutlichen (mindestens 50 % der Gesamtpunkte müssen für eine ausreichende Leistung erbracht werden).

# 2. Berufsorganisation

## 2.2 Sonstige Organisationen

*Lehrbuch Seite 54*

1. d), f).

2. Die Zahnärztekammer hat die Rechtsform einer Körperschaft des öffentlichen Rechts und ist die Berufsvertretung aller Zahnärzte. In Selbstverwaltung führt sie auch ihr übertragene hoheitliche Aufgaben, die ihr der Gesetzgeber übertragen hat, durch (z.B. Berufsordnungs- und Prüfungswesen). Kraft Gesetzes gehören alle Zahnärzte des jeweiligen Einzugsgebietes der zuständigen Zahnärztekammer als Pflichtmitglied an. Aufgaben vgl. S. 51 Lehrbuch.

Die Interessenvertretungen (Verbände) der einzelnen Ärztegruppen sind freiwillige Zusammenschlüsse in Form eines eingetragenen Vereins (e. V.). Sie dienen der Wahrnehmung der Interessen des jeweiligen Berufsstandes. Ihr Zweck ist in einer Vereinssatzung festgelegt.

3. Vgl. Lehrbuch Seiten 50 und 51

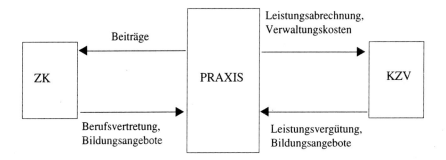

4. Adressen Seite 53 Lehrbuch.

5. Es sind die Tarifvertragsparteien, die nach dem Tarifvertragsgesetz in Tarifautonomie die Entlohnung und Arbeitsbedingungen der Zahnmedizinischen Fachangestellten in Gehaltstarif- und Manteltarifvertrag aushandeln (vgl. S. 75 ff. Lehrbuch).

6. Vgl. Antworten zu den Aufgaben Lehrbuch S. 25. Beispiele: Vergütung, Vermögenswirksame Leistungen, Freistellungen, Fortbildungsmaßnahmen.

# 4. Funktionsbereiche und räumliche Gestaltung der Zahnarztpraxis

*Lehrbuch Seite 67*

1. bis 4. Schüler- und praxisabhängige Lösungen.

# 5. Die Tätigkeit der ZFA in der Praxis

*Lehrbuch Seite 71*

1. a) und b) Schüler- und praxisabhängige Antworten.

# 6. Rechtsgrundlagen für die berufstätige ZFA

## 6.1 Der Arbeitsvertrag

*Lehrbuch Seiten 100–108*

1. Nein; für die Kündigung des Arbeitsverhältnisses durch den Arbeitnehmer darf einzelvertraglich keine längere Frist vereinbart werden als für die Kündigung durch den Arbeitgeber.

2. Die Frage des Arbeitgebers nach einer Schwangerschaft ist unzulässig, weil sie eine Diskriminierung nach dem Geschlecht bedeuten würde. Eine solche Diskriminierung liegt nicht nur dann vor, wenn sich Männer und Frauen um einen Arbeitsplatz bewerben, denn jede Frau läuft durch die Schwangerschaft Gefahr einen Arbeitsplatz erst gar nicht zu erhalten. Dieser Gefahr sind Männer nicht ausgesetzt. Nach einem Urteil des Bundesarbeitsgerichts 1992 (Aktenzeichen 2 AZ R 227/92) müssen werdende Mütter die Frage des Arbeitgebers nach einer Schwangerschaft nicht ehrlich beantworten. Bisher war die Frage des Arbeitgebers nach einer Schwangerschaft bedingt zulässig, sofern sich ausschließlich Frauen um eine ausgeschriebene Stelle beworben hatten. Dieses Urteil räumt der Frau ein generelles Recht auf Lüge ein, wenn sie danach gefragt wird, ob sie ein Kind erwartet. Der Arbeitsvertrag ist rechtswirksam und kann nicht wegen arglistiger Täuschung (§ 123 Abs. 1 BGB) angefochten werden.

3. Ja; verhaltensbedingter Kündigungsgrund

4. Der einer berufstätigen Mutter zustehende Jahresurlaub darf gekürzt werden, wenn die Arbeitnehmerin Mutterschaftsurlaub in Anspruch genommen hat. Dies gilt, wie aus einer veröffentlichten Entscheidung des Bundesarbeitsgerichts hervorgeht, sowohl für den gesetzlich garantierten Mindesturlaub wie auch für einzelvertraglich oder durch Tarifvertrag geregelte Urlaubsansprüche (Aktenzeichen: 5 AZR 192/82). Das Recht zur Kürzung ergibt sich nach Feststellung des 5. Senats aus einer 1979 in Kraft getretenen Regelung im Mutterschutzgesetz, wonach der Erholungsurlaub um ein Zwölftel je Monat Mutterschaftsurlaub reduziert werden kann. Diese Regelung sei nicht verfassungswidrig, heißt es in der Begründung des Senates.

5. a) Ein tarifvertraglicher Anspruch kann nur entstehen, wenn sowohl Arbeitgeber als auch Arbeitnehmer Mitglieder der vertragsschließenden Verbände sind (§ 3 Abs. 1 TVG). Die Zahnmedizinische Fachangestellte hat somit keinen Rechtsanspruch auf die zusätzlichen Urlaubstage.

   b) Sind Arbeitgeber und/oder Arbeitnehmer nicht Mitglieder der vertragsschließenden Verbände, so gelten die Rechtsnormen des Tarifvertrages, wenn im Einzelarbeitsvertrag auf den Tarifvertrag Bezug genommen wird.

6. a) In der Rechtsprechung ist langanhaltende Krankheit als personenbedingter Kündigungsgrund anerkannt. Der Arbeitnehmer ist längere Zeit arbeitsunfähig und es ist nicht absehbar, wann er wieder seine Arbeitskraft zur Verfügung stellen kann. Eine bestimmte Krankheitsdauer kann nicht aufgestellt werden, vielmehr kommt es auf den Einzelfall an.

   b) Grundsätzlich sind auch häufige Kurzerkrankungen in der Rechtsprechung als personenbedingter Kündigungsgrund anerkannt ohne eine zahlenmäßige Häufigkeit aufzustellen.

   c) Alkoholabhängigkeit ist im Arbeitsrecht als Krankheit anerkannt und grundsätzlich ein personenbedingter oder verhaltensbedingter Kündigungsgrund. Es ist allerdings zu prüfen, ob in diesem Fall der Kündigung eine Abmahnung vorausgehen muss bzw. ob dem Arbeitnehmer die Gelegenheit gegeben werden muss in einer Therapie seine Alkoholabhängigkeit zu bekämpfen.

7. a) Der Arbeitgeber hat keine Möglichkeit gegenüber einer vom Arbeitnehmer ausgesprochenen Kündigung Einspruch zu erheben. Das Kündigungsschutzgesetz ist ein Schutzgesetz zu Gunsten des Arbeitnehmers.

   b) Innerhalb von drei Wochen nach Zugang der Kündigung beim Arbeitsgericht (§ 4 Satz 1 KSchG).

8. a) Abmahnung erforderlich
   b) Abmahnung erforderlich
   c) Abmahnung erforderlich
   d) Abmahnung erforderlich
   e) Abmahnung erforderlich
   f) Abmahnung nicht erforderlich
   g) Abmahnung nicht erforderlich (vgl. Schaub, Günther, Arbeitsrecht, 6 Auflage, Seite 387 f.).

9. Die Bestimmungen des Mutterschutzgesetzes, des Entgeltfortzahlungsgesetzes und des Bundeserziehungsgeldgesetzes gelten nicht nur für **eine** Geburt. Wird eine Arbeitnehmerin innerhalb der Elternzeit nach zwei Jahren erneut schwanger, gelten die gesetzlichen Bestimmungen erneut: neue Mutterschutzfrist, neuer Erziehungsurlaub (bis drei Jahre), neues Mutterschaftsgeld (sechs Wochen vor und acht Wochen nach der Geburt).

10. In diesem Fall ist § 193 BGB nicht anwendbar. Das Kündigungsschreiben muss entweder am Tag vorher beim Adressaten sein oder aber der Kündigende muss sicherstellen, dass sein Kündigungsschreiben spätestens am Sonnabend, Sonntag oder Feiertag (nicht am folgenden Werktag!) auch ohne Postzustellung zugestellt wird. (Der Kündigende bringt beispielsweise die Kündigung persönlich ins Haus).

11. a) Die Kündigung ist eine einseitige, empfangsbedürftige Willenserklärung. Sie wird somit erst wirksam, wenn sie dem Empfänger zugegangen ist. (Der Erklärende hat die Beweispflicht!) Für die Rechtswirksamkeit einer Kündigung hat das Einhalten der gesetzlichen/vertraglichen Kündigungsfristen keine Bedeutung: Bei Nichtbeachtung der gesetzlichen/vertraglichen Kündigungsfristen gilt die Kündigung im Zweifel zum nächstmöglichen Zeitpunkt. Die Kündigungsfrist beträgt vier Wochen zum 15. eines Monats oder zum Monatsende. Die Kündigung wäre somit zum 28.02. rechtswirksam.

    b) Der allgemeine Kündigungsschutz gilt für Betriebe mit mehr als fünf Mitarbeiter. Die Kündigung ist trotz sozialer Ungerechtfertigkeit rechtswirksam, wenn Frau Weber nicht innerhalb von drei Wochen nach Zugang der Kündigung Klage beim Arbeitsgericht auf Feststellung erhebt, dass das Arbeitsverhältnis durch die Kündigung nicht aufgelöst ist (§ 4 Satz 1 KSchG).

    c) Die Drei-Wochen-Frist ist verstrichen. Zwar ist es möglich die Klage nachträglich auf Antrag des Arbeitnehmers zuzulassen, wenn besondere Umstände vorliegen, die der Arbeitnehmer nicht zu vertreten hat (§ 5 Abs. 1 KSchG). Dies ist jedoch nicht der Fall, wenn Frau Weber in Urlaub fährt. Die Kündigung ist somit rechtswirksam (§ 7 KSchG).

12. Der Eintritt des Krankheitsfalles (Arbeitsunfähigkeit) ist dem Arbeitgeber unverzüglich anzuzeigen. Darüber hinaus ist bei voraussichtlich längerer Arbeitsunfähigkeit vor Ablauf des dritten Kalendertages nach Beginn der Arbeitsunfähigkeit eine ärztliche Bescheinigung (Attest) über die Arbeitsunfähigkeit und deren voraussichtlicher Dauer nachzureichen (§ 5 Abs. 1 EntFZG).

    Beginnt die Arbeitsunfähigkeit an einem Samstag, Sonntag oder gesetzlichen Feiertag, so beginnt die Dreitagesfrist am darauffolgenden Werktag.

    Das Entgeltfortzahlungsgesetz gilt für Arbeiter und Angestellte sowie die zu ihrer Berufsbildung Beschäftigten (§ 1 EntFZG).

13. a) Eine Änderungskündigung ist eine Kündigung des Arbeitsverhältnisses, verbunden mit dem Angebot das Arbeitsverhältnis mit neuen Vertragsinhalten fortzusetzen (§ 2 KSchG). Bei Ablehnung des Angebots ist das Arbeitsverhältnis mit Ablauf der Kündigungsfrist beendet.

Neuer Vertragsinhalt kann sein:
• Die Weiterbeschäftigung an einem anderen Ort,
• die Weiterbeschäftigung im gleichen Betrieb, jedoch eine andere Tätigkeit.

b) Bei schwerem Verdacht auf eine strafbare Handlung (Diebstahl) ist eine Verdachtskündigung möglich, ohne dass dem Arbeitnehmer die strafbare Handlung nachgewiesen werden konnte. Allerdings hat der Arbeitnehmer einen Anspruch auf Wiedereinstellung, wenn sich der Verdacht als unrichtig erwiesen hat.

14. a) Zutreffend
b) Zutreffend; § 77 Abs. 4 Satz 1 BetrVG
c) falsch; es darf einzelvertraglich zu Gunsten des Arbeitnehmers abgewichen werden
d) zutreffend

15. Arbeitnehmern, die Elternzeit zur Betreuung ihrer Kinder in Anspruch nehmen, darf der Arbeitgeber die Jahressonderzuzahlungen und Gratifikationen kürzen. Der Arbeitnehmer kann für das Jahr nur eine anteilsmäßige Leistung beanspruchen (Bundesarbeitsgericht, Aktenzeichen 10 AZ R 450/91).

16. a) Der Betriebsrat ist vor jeder Kündigung (ordentliche und außerordentliche) zu hören (§ 102 Abs. 1 Satz 1 BetrVG). Eine Kündigung ist unwirksam, wenn der Arbeitgeber die Anhörung unterlässt (§ 102 Abs. 1 Satz 3 BetrVG). Der Betriebsrat kann einer ordentlichen Kündigung aus den in § 102 Abs. 3 BetrVG genannten Gründen widersprechen. In diesem Fall hat der Arbeitnehmer das Recht auf Weiterbeschäftigung über den Ablauf der Kündigungsfrist hinaus (§ 102 Abs. 5 Satz 1 BetrVG).

Nach Anhörung muss dem Betriebsrat eine bestimmte Frist gewährt werden (drei Tage bei fristloser Kündigung, eine Woche bei ordentlicher Kündigung, § 102 Abs. 2 BetrVG) zur Stellungnahme.

Hat der Betriebsrat einer Kündigung widersprochen und hat der Arbeitnehmer nach dem Kündigungsschutzgesetz Klage auf Feststellung erhoben, dass das Arbeitsverhältnis durch die Kündigung nicht aufgelöst ist, so muss der Arbeitgeber auf Verlangen des Arbeitnehmers diesen bis zum rechtskräftigen Abschluss des Rechtsstreits weiterbeschäftigen (§ 102 Abs. 5 Satz 1 BetrVG).
Bis zum Kündigungsschutzurteil ist die Kündigung schwebend unwirksam. Die Kündigungsschutzklage des Arbeitnehmers wird entweder abgewiesen oder das Arbeitsgericht kommt zur Auffassung, dass das Arbeitsverhältnis durch die Kündigung nicht aufgelöst ist. Im Kündigungsschutzprozess hat der Arbeitgeber die Beweislast für die von ihm angeführten Kündigungsgründe. Nicht selten endet eine Kündigungsschutzklage mit einem Vergleich. Der Arbeitnehmer verzichtet auf eine Weiterbeschäftigung, der Arbeitgeber zahlt eine Abfindung.

b) Der Arbeitgeber hat den Betriebsrat über die Personalplanungen rechtzeitig und umfassend zu unterrichten (§ 92 Abs. 1 Satz 1 BetrVG). Der Betriebsrat kann verlangen, dass Arbeitsplätze, die besetzt werden sollen, vor ihrer Besetzung innerhalb des Betriebes ausgeschrieben werden (§ 93 BetrVG).

In Betrieben mit mehr als 20 wahlberechtigten Arbeitnehmern hat der Arbeitgeber den Betriebsrat vor jeder Einstellung zu unterrichten, ihm die erforderlichen Bewerbungsunterlagen vorzulegen und Auskunft über die Person der Beteiligten zu geben (§ 99 Abs. 1 Satz 1 BetrVG). Aus bestimmten Gründen kann der Betriebsrat seine Zustimmung verweigern (siehe § 99 Abs. 2 BetrVG). Verweigert der Betriebsrat seine Zustimmung, so kann der Arbeitgeber beim Amtsgericht beantragen die Zustimmung zu ersetzen (§ 99 Abs. 4 BetrVG).

17. a) Das Arbeitsplatzschutzgesetz schützt Wehr- oder Zivildienstleistende vor Benachteiligungen im Arbeitsleben. Von der Zustellung des Einberufungsbescheids bis zur Beendigung des Grundwehrdienstes besteht grundsätzlich ein ordentliches Kündigungsverbot (§ 2 Abs. 1 ArbPlSchG). Eine

fristlose Kündigung ist jedoch möglich. Nach Ablauf des Grundwehrdienstes ist eine ordentliche Kündigung möglich (§ 1 Abs. 1 ArbPlSchG; zu beachten ist aber das Kündigungsschutzgesetz).

b) Das Arbeitsverhältnis ist nicht aufgelöst, es ruht lediglich. Daher ruhen auch die Hauptleistungspflichten der Vertragsparteien (Dienstleistungspflicht, Entgeltpflicht).

18. Nach einem Urteil des Bundesarbeitsgerichts können Arbeitnehmer beim Übergang eines Betriebes auf einen neuen Eigentümer dem Übergang ihrer Arbeitsverhältnisse widersprechen (2 AZR 449/91). Wenn ein Unternehmer seinen Betrieb verkauft, darf er nicht automatisch auch die Arbeitnehmer mitverkaufen.

19. Arbeitnehmer, die ihr Arbeitsverhältnis mit einem Aufhebungsvertrag beenden, verlieren ihren Kündigungsschutz. Darüber hinaus werden sie in der Regel vom Arbeitsamt mit einer Sperre von zwölf Wochen beim Arbeitslosengeld belegt. Das Arbeitsamt unterstellt, dass der Aufhebungsvertrag („in beiderseitigem Einvernehmen") zu einer vorsätzlichen Auflösung des Arbeitsverhältnisses geführt hat: Der Arbeitnehmer hat sich praktisch selbst entlassen. Mit einem Aufhebungsvertrag vermeidet der Arbeitgeber u.U. arbeitsgerichtliche Auseinandersetzungen (Kündigungsschutzklage).

20. 03.12.

21. Grundsätzlich ist das Ausüben einer Nebentätigkeit nicht verboten, da ein Arbeitnehmer mit verschiedenen Arbeitgebern mehrere Arbeitsverhältnisse abschließen darf. Das Ausüben verschiedener Tätigkeiten ist jedoch an folgende Voraussetzungen gebunden:

a) Die Arbeitsverhältnisse dürfen sich zeitlich nicht überschneiden.

b) Die Nebenbeschäftigung darf nicht dazu führen, dass die Zahnmedizinische Fachangestellte beeinträchtigt wird ihre vertraglich geschuldete Leistung gegenüber dem Zahnarzt zu erbringen.

c) Die Arbeitnehmerin darf die werktägliche Arbeitszeit von acht Stunden nicht überschreiten (§ 3 Arbeitszeitgesetz) und wöchentlich nicht mehr als 48 Stunden arbeiten.

d) Die Arbeitnehmerin hat jeden Wettbewerb mit ihrem Arbeitgeber zu unterlassen. Dieses Wettbewerbsverbot gilt nicht nur für Handlungsgehilfen, sondern nach einem Urteil des Bundesarbeitsgerichts für alle Arbeitnehmer.

e) Ist die Nebentätigkeit eine geringfügige Beschäftigung, so hat die Arbeitnehmerin nach einem Urteil des Bundesarbeitsgerichts die Nebentätigkeit dem Arbeitgeber anzuzeigen.

22. a) 24 Werktage im Kalenderjahr (§ 3 Abs. 1 Bundesurlaubsgesetz)

b) Urlaub wird nach Werktagen, nicht nach Arbeits- oder Kalendertagen berechnet. Werktage sind alle Tage, die nicht Sonn- und Feiertage sind, also auch der arbeitsfreie Samstag (Hinweis: In Tarifverträgen werden oft die freien Samstage von der Anrechnung auf den Urlaub ausgenommen.). Bei weniger als sechs Arbeitstagen in der Woche (z. B. fünf Arbeitstage) berechnet sich die Urlaubsdauer eines Arbeitnehmers mit Anspruch auf den gesetzlichen Mindesturlaub von 24 Werktagen nach folgender Formel:

Urlaubsdauer: 6 x wöchentliche Arbeitstage.

Die ZFA hat somit einen Urlaubsanspruch auf

$$\frac{24}{6} \cdot 5 = 20 \text{ Arbeitstage}$$

23. Der Arbeitnehmer ist verpflichtet dem Arbeitgeber die Arbeitsunfähigkeit und deren voraussichtliche Dauer unverzüglich mitzuteilen (§ 5 Abs. 1 S. 1 Entgeltfortzahlungsgesetz). Dauert die Arbeitsunfähigkeit länger als drei Kalendertage, hat der Arbeitnehmer eine ärztliche Bescheinigung über das Bestehen der Arbeitsunfähigkeit sowie deren voraussichtliche Dauer spätestens an dem darauffolgenden Arbeitstag vorzulegen (§ 5 Abs. 1 S. 2 Entgeltfortzahlungsgesetz). Der Arbeitgeber ist berechtigt die Vorlage der ärztlichen Bescheinigung früher zu verlangen (§ 5 Abs. 1 S. 3 Entgeltfortzahlungsgesetz).

24. a) Drei Monate (neun Jahre verlängerte Kündigungsfrist; Beschäftigungsjahre vor dem 25. Lebensjahr bleiben unberücksichtigt).

    b) Vier Wochen zum 15. eines Monats oder zum Monatsende.

25. Durch die Anrechnung auf den Erholungsurlaub darf der gesetzliche Jahresurlaub nach § 3 des Bundesurlaubsgesetzes und nach § 19 des Jugendarbeitsschutzgesetzes nicht unterschritten werden (§ 4a Abs. 2 Entgeltfortzahlungsgesetz). Nach dem Bundesurlaubsgesetz beträgt der Urlaub jährlich mindestens 24 Werktage.

26.

| Beabsichtigte Beendigung des Arbeitsverhältnisses | Letztmöglicher Kündigungstermin |
|---|---|
| 28.02. | 31.01. |
| 29.02. | 01.01. |
| 15.03. | 15.02. |
| 31.03. | 03.03. |
| 15.04. | 18.03. |
| 30.04. | 02.04. |

27. Schülerabhängige Antwort

28. Ist der beabsichtigte Kündigungstermin der 31. Tag eines Monats, so ist der letztmögliche Kündigungstermin der *dritte* Tag *dieses* Monats. Ist der beabsichtigte Kündigungstermin der 30. Tag eines Monats, so ist der letztmögliche Kündigungstermin der *zweite* Tag *dieses* Monats. Ist der beabsichtigte Kündigungstermin der 15. Tag eines Monats mit 30 Tagen, so ist der letztmögliche Kündigungstermin der *18.* Tag des *Vormonats*. Ist der beabsichtigte Kündigungstermin der 15. Tag eines Monats mit 31 Tagen, so ist der letztmögliche Kündigungstermin der *17.* Tag des *Vormonats*. Ist der beabsichtigte Kündigungstermin der 28.02., so ist der letztmögliche Kündigungstermin der *31.01.* Ist der beabsichtigte Kündigungstermin der 29.02., so ist der letztmögliche Kündigungstermin der *01.02.* Ist der beabsichtigte Kündigungstermin der 15.03., so ist der letztmögliche Kündigungstermin der *15.02.*

29. a) falsch                 c) richtig
    b) falsch                 d) richtig

30. a) unzureichende Leistungen

    b) mangelhafte Leistungen

    c) sehr gute Leistungen

    d) gute Leistungen

    e) Der Arbeitgeber hat das Arbeitsverhältnis gekündigt. Dem Arbeitnehmer wurde nahegelegt selbst zu kündigen.

    f) Der Arbeitgeber hat das Arbeitsverhältnis gekündigt.

    g) Der Arbeitnehmer hat das Arbeitsverhältnis gekündigt. Der Arbeitgeber hat auf eine Weiterbeschäftigung keinen Wert gelegt.

    h) Sie war in jeder Hinsicht eine Niete.

    i) sehr gute Leistungen

    j) gut

31. Berechnet ein Arbeitgeber die Lohnsteuer falsch, sodass der Arbeitnehmer vom Finanzamt zu einer überhöhten Steuer herangezogen wird, kann der Beschäftigte von seiner Firma Schadensersatz verlangen. Dessen Zahlung an den Arbeitnehmer unterliegt nicht der Lohnsteuer. (Bundesfinanzhof VI R 57/95).

32. Eine Kündigung ist im Sinne des § 130 BGB dann zugegangen, wenn sie in den Bereich des Empfängers gelangt ist. Bei einer gewöhnlichen Briefsendung ist die Kündigung mit dem Einwurf in den Hausbriefkasten zugegangen. Bei einer Kündigung per Einschreiben landet bei Abwesenheit des Empfängers lediglich die Benachrichtigung über die Niederlegung bei der Post im Briefkasten. Die Kündigung ist erst mit der Aushändigung des Originalschreibens durch die Post zugegangen (Urteil des Bundesarbeitsgerichts von 1996).

33. Als Werktage gelten alle Kalendertage, die nicht Sonn- oder gesetzliche Feiertage sind. Seit Einführung der Fünf-Tage-Woche sind die Werktage in Arbeitstage umzurechnen. Dabei wird die Anzahl der Werktage durch sechs geteilt und mit der Anzahl der Arbeitstage multipliziert.

    a) $30 : 6 = 5 \cdot 5 = 25$ Arbeitstage jährlicher Erholungsanspruch = 5 Wochen
    b) 6 Wochen jährlicher Erholungsurlaubsanspruch

34. – Lohnsteuerkarte
    – Kopie des Sozialversicherungsausweises (Das Original behält der Arbeitnehmer!)
      In bestimmten Branchen, wie beispielsweise in der Baubranche, ist der Arbeitnehmer allerdings verpflichtet den Sozialversicherungsausweis ständig bei sich zu führen. Das Mitführen des Sozialversicherungsausweises soll den Missbrauch von Sozialleistungen eindämmen und illegale Beschäftigungsverhältnisse feststellen.
    – Urlaubsbescheinigung
    – Zeugnisse
    – Nachweis über vermögenswirksame Leistung (vL)
    – Beurteilungen
    – Arbeitsvertrag
    – Personalbogen
    – Abmahnungen
    – Bescheinigungen über Arbeitsunfähigkeit
    – Fortbildungen

35. a) falsch                      d) richtig
    b) falsch                      e) falsch
    c) falsch

36. a) falsch                      d) falsch
    b) falsch                      e) falsch
    c) richtig

37. a) falsch                      d) falsch
    b) falsch                      e) falsch
    c) richtig

38. Die Rechtsprechung geht bei einer AIDS-Erkrankung von einer schweren Beeinträchtigung der arbeitsvertraglich geschuldeten Leistung aus und bejaht somit eine wahrheitsgemäße Beantwortung der Frage. Bei einer bloßen HIV-Infizierung wird keine schwerwiegende Beeinträchtigung angenommen. Die Frage muss somit nicht wahrheitsgemäß beantwortet werden.

39. Ein zu Stande kommender Arbeitsvertrag könnte vom Arbeitgeber wegen arglistiger Täuschung angefochten werden (§ 123 Abs. 1 BGB).

40. Die Tätigkeit einer ZFA ist eindeutig die einer/eines Angestellten (siehe auch Angestelltenrentenversicherungsgesetz). Eine Umdeutung des Angestelltenverhältnisses in ein Arbeiterverhältnis ist nicht möglich.

41. Nach verbreiteter Meinung ist eine Kündigung des Arbeitsverhältnisses während einer Erkrankung des Arbeitnehmers unzulässig. Dies ist ein Irrtum. Krankheit ist grundsätzlich kein Kündigungsschutzgrund. Krankheit kann vielmehr ein Kündigungsgrund sein. Krankheit kann ein personenbedingter – und damit sozial gerechtfertigter – Kündigungsgrund sein (siehe auch Frage 6).

    Krankheit wird von den Arbeitsgerichten als personenbedingter Grund für eine Kündigung anerkannt, sofern dadurch betriebliche Interessen beeinträchtigt werden, da der Arbeitnehmer unfähig ist seinen arbeitsvertraglichen Verpflichtungen nachzukommen (lange andauernde Erkrankungen, häufige Kurzerkrankungen).

    Krankheit ist kein verhaltensbedingter Grund für eine Kündigung, da der Arbeitnehmer nichts dafür kann, dass er krank wird. Eine Kündigung während einer Erkrankung kann somit zulässig sein!

42. Betriebsvereinbarungen sind von Betriebsrat und Arbeitgeber gemeinsam zu beschließen und schriftlich niederzulegen (§ 77 Abs. 2 BetrVG). Betriebsvereinbarungen gelten unmittelbar und zwingend (§ 77 Abs. 4 BetrVG). Gegenstand einer Betriebsvereinbarung kann nur sein, was dem Aufgabenbereich des Betriebsrats unterliegt. Durch Betriebsvereinbarung kann nichts geregelt werden, was schon durch Tarifvertrag geregelt ist oder üblicherweise geregelt wird (Sperrwirkung des Tarifvertrages, § 77 Abs. 3 S. 1 BetrVG).

    Die Sperrwirkung entfällt, wenn der Tarifvertrag eine Öffnungsklausel enthält, d. h. wenn der Tarifvertrag den Abschluss ergänzender Betriebsvereinbarungen ausdrücklich zulässt (§ 77 Abs. 3 S. 2 BetrVG). Durch Öffnungsklauseln kann vom Inhalt des Tarifvertrages auch zu Lasten des Arbeitnehmers abgewichen werden.

    Arbeitgeber, die nicht tarifgebunden sind, können entsprechende ungünstigere Regelungen jederzeit durch Betriebsvereinbarung treffen.

43. Bei einem Mindesturlaubsanspruch von 24 Werktagen und einer Vier-Tage-Woche beträgt sein Anspruch auf Jahreserholungsurlaub: $24 : 6 = 4 \cdot 4 = 16$ Arbeitstage.

44. a) Zulässig

    b) Nur zulässig, wenn diese Frage für das Arbeitsverhältnis von Bedeutung ist. (Der Bewerber um die Kassiererstelle bei einer Bank ist vorbestraft wegen Diebstahl und Unterschlagung.)

    c) Nur zulässig, wenn diese Frage für das Arbeitsverhältnis von Bedeutung ist oder wenn diese Frage wegen der Fürsorgepflicht des Arbeitgebers gegenüber dem Arbeitnehmer wichtig ist.

    d) Nicht zulässig.

45. Nach § 611b BGB darf der Arbeitgeber grundsätzlich weder öffentlich noch innerhalb des Betriebes einen Arbeitsplatz weder nur für Männer oder nur für Frauen ausschreiben. Eine unterschiedliche Behandlung wegen des Geschlechts ist jedoch zulässig, soweit eine Vereinbarung oder eine Maßnahme die Art der vom Arbeitnehmer auszuübenden Tätigkeit zum Gegenstand hat und ein bestimmtes Geschlecht unverzichtbare Voraussetzung für diese Tätigkeit ist (§ 611a Abs. 1 S. 2 BGB: Mannequin für weibliche Unterwäsche, Panzerfahrer). Die vorliegende Stellenanzeige ist somit unzulässig.

46. a) $30 : 6 = 5 \cdot 5 = 25$ Arbeitstage voller Jahreserholungsurlaubsanspruch

    $$\frac{25 \cdot 3}{12} = 6{,}25 = 6 \text{ Tage/2,5 Stunden Resturlaubsanspruch beim alten Arbeitgeber}$$

b) $24 : 6 = 4 \cdot 5 = 20$ Arbeitstage voller Jahresurlaubsanspruch

$\dfrac{20 \cdot 2}{12} = 3{,}33 = 3$ Tage/3,3 Stunden Resturlaubsanspruch beim alten Arbeitgeber

Urlaubsanspruch gegenüber dem neuen Arbeitgeber (es wird unterstellt, dass auch im neuen Arbeitsvertrag ein Urlaubsanspruch von 24 Werktagen besteht): $20 - 3{,}33$ Tage $= 16{,}67$ Tage $= 17$ Tage

47. a) – Lohnsteuerkarte
   – Arbeitszeugnis auf Verlangen des Arbeitnehmers
   – Bescheinigung über den im laufenden Kalenderjahr gewährten Jahreserholungsurlaub
   – Bescheinigung über den im laufenden Kalenderjahr gewährten Bildungsurlaub
   – Unterlagen für vL
   – Arbeitsbescheinigung nach § 133 AFG (Vordruck von der Bundesanstalt für Arbeit)

   b) Eigentümer der Personalakte ist der Arbeitgeber. Der Arbeitnehmer kann Einsicht nehmen in die über ihn geführte Personalakte.

   c) Mit Beendigung des Arbeitsverhältnisses hat der Arbeitgeber die Arbeitspapiere des Arbeitnehmers auszufüllen und herauszugeben.

48. Nein, die Herausgabepflicht der Arbeitspapiere ist eine Holschuld.

49. Das Arbeitsgericht hat entschieden, dass diese Äußerung und Handlung nicht als Beendigung des Arbeitsverhältnisses auszulegen ist, da dies im Affekt erfolgte.

50. Die Kündigung ist wirksam. Grundsätzlich genügt der Einwurf des Kündigungsschreibens in den Hausbriefkasten, und zwar selbst dann, wenn sich der Empfänger in Urlaub befindet. Allerdings muss im Kündigungsschutzprozess der Erklärende den rechtzeitigen Zugang der Kündigung beweisen.

51. Während des Urlaubs darf der Arbeitnehmer keine Erwerbstätigkeit leisten (§ 8 BUrlG). Erkrankt ein Arbeitnehmer während des Urlaubs, so werden die durch ärztliches Zeugnis nachgewiesenen Tage der Arbeitsunfähigkeit auf den Jahresurlaub nicht angerechnet (§ 9 BUrlG): Eine Erkrankung des Arbeitnehmers während seines Urlaubs ist nicht auf den Jahreserholungsurlaub anzurechnen, wenn ein ärztliches Attest vorgelegt wird. Ohne ärztliches Attest muss der Arbeitgeber die Krankheitstage nicht anerkennen.

Bei Urlaub im fremdsprachlichen Ausland ist es für den Arbeitnehmer ratsam, sich auf englisch die Arbeitsunfähigkeit bescheinigen zu lassen. Darüber hinaus ist zu beachten, dass der Arbeitnehmer nicht berechtigt ist, den Urlaub um die Krankheitstage zu verlängern, d.h. der Urlaub und die „Urlaubserstattung" muss im Einverständnis mit dem Arbeitgeber neu festgesetzt werden.

52. Grundsätzlich darf ein Arbeitnehmer seine Dienste außerhalb seiner arbeitsvertraglichen Pflichten verwenden wie er möchte. Nebenbeschäftigungen sind grundsätzlich zulässig, sofern im Arbeits- oder Tarifvertrag keine gegenteilige Regelung enthalten ist. Ohne im Arbeitsvertrag vereinbarte Nebentätigkeitsbeschränkung ist eine Nebentätigkeit grundsätzlich unzulässig, wenn diese geeignet ist, die arbeitsvertraglichen Pflichten des Arbeitnehmers zu beeinträchtigen.

53. a) Durch einen Aufhebungsvertrag beenden Arbeitgeber und Arbeitnehmer ein Arbeitsverhältnis einvernehmlich (einverständlich). Ein Aufhebungsvertrag ist eine Vereinbarung über das vorzeitige Ausscheiden eines Arbeitnehmers aus einem Arbeitsverhältnis.

   b) Vorteil Arbeitgeber: Vermeidung von finanziellen Kosten eines lang andauernden Kündigungsschutzprozesses.

Vorteil Arbeitnehmer: Vermeidung des Makels der Kündigung und die damit verbundene Beeinträchtigung der Chance bei der Suche eines neuen Arbeitsplatzes. Darüber hinaus brauchen Kündigungsfristen nicht eingehalten werden, d.h. die Beendigung des Arbeitsverhältnisses kann flexibel gestaltet werden.

Nachteil Arbeitgeber: Für den Arbeitgeber birgt der Abschluss eines Aufhebungsvertrages in der Regel keine Nachteile, da der Aufhebungsvertrag in der Praxis häufig unter dem Druck einer vom Arbeitgeber angedrohten Kündigung abgeschlossen wird.

Nachteile Arbeitnehmer: Kündigungsschutzvorschriften sind nicht anwendbar und die Mitwirkungsrechte des Betriebsrates entfallen. Darüber hinaus drohen eine Sperre des Arbeitslosengeldes von 12 Wochen (3 Monaten).

c) Abfindungen wegen einer vom Arbeitgeber veranlassten oder gerichtlich ausgesprochenen Auflösung des Arbeitsverhältnisse sind nach § 3 Nr. 9 EStG bis zu einem Höchstbetrag von 8.181,00 € steuerfrei. Hat der Arbeitnehmer das 50-igste Lebensjahr vollendet und hat das Dienstverhältnis mindestens 15 Jahre bestanden, so beträgt der Höchstbetrag 10.226,00 €. Hat der Arbeitnehmer das 55-igste Lebensjahr vollendet und hat das Dienstverhältnis mindestens 20 Jahre bestanden, so beträgt der Höchstbetrag 12.271,00 €.

54. • Hinweisfunktion auf das Fehlverhalten: Alkoholisch bedingte arbeitsvertragliche Pflichtverletzung
   • Aufforderungsfunktion das Fehlverhalten zu unterlassen: Einhaltung der arbeitsvertraglichen Pflichten
   • Ankündigungsfunktion bei neuerlichem Fehlverhalten: Außerordentliche Kündigung

55. Eine Betriebsvereinbarung ist eine schriftliche Vereinbarung innerhalb eines einzelnen Betriebes zwischen dem Betriebsrat und dem Arbeitgeber (§ 77 BetrVerfG). Betriebsvereinbarungen können sowohl für Arbeitnehmer als auch für Arbeitgeber Rechte und Pflichten außerhalb tarifvertraglicher Regelungen begründen.

# 6.2 Grundlagen der manuellen Entgeltabrechnung

*Lehrbuch Seiten 122–123*

1.

| Personengruppe | Entgeltbegriff |
|---|---|
| Angestellte | Gehalt |
| Arbeiter | Lohn |
| Künstler | Gage |
| Soldaten | Sold |
| Autoren | Honorar |
| Seeleute | Heuer |
| Beamte nach Erreichen der Altersgrenze | Pension |
| Arbeitnehmer nach Erreichen der Altersgrenze | Rente |

2.

| Entgeltabrechnung | | | | | |
|---|---|---|---|---|---|
| Albrecht | | Beerwald | | Chron | |
| € | C | € | C | € | C |
| Bruttoentgelt | | | | | |
| 4.600 | 00 | 1.400 | 00 | 1.600 | 00 |
| Steuerklasse | | | | | |
| III / | 0 | V / | 0 | I / | 0 |
| KV-Satz | | | | | |
| 12,8 | % | 14,2 | % | 15,6 | % |
| VL Arbeitgeber | | | | | |
| — | – | 40 | 00 | 10 | 00 |
| VL Arbeitnehmer | | | | | |
| — | – | — | –. | 20 | 00 |

| Mitarbeiter/innen | | | | | |
|---|---|---|---|---|---|
| Albrecht | | Beerwald | | Chron | |
| € | C | € | C | € | C |
| Entgelt laut Vertrag | | | | | |
| 4.600 | 00 | 1.400 | 00 | 1.600 | 00 |
| Sonderzuwendungen | | | | | |
| — | – | — | – | — | – |
| VL Arbeitgeber | | | | | |
| — | – | 40 | 00 | 10 | 00 |
| Steuerpflichtiges und sozialversicherungspflichtiges Bruttoentgelt | | | | | |
| 4.600 | 00 | 1.440 | 00 | 1.610 | 00 |
| Lohnsteuer | | | | | |
| 794 | 66 | 364 | 66 | 182 | 33 |
| Solidaritätszuschlag | | | | | |
| 43 | 70 | 20 | 05 | 10 | 02 |
| Kirchensteuer | | | | | |
| 71 | 51 | 32 | 81 | 16 | 40 |
| Steuerabzüge gesamt | | | | | |
| 909 | 87 | 417 | 52 | 208 | 75 |
| Rentenversicherung | | | | | |
| 429 | 75 | 137 | 66 | 153 | 71 |
| Arbeitslosenversicherung | | | | | |
| 146 | 25 | 46 | 85 | 52 | 31 |
| Pflegeversicherung | | | | | |
| 28 | 69 | 12 | 25 | 13 | 68 |
| Krankenversicherung | | | | | |
| 216 | 00 | 102 | 35 | 125 | 54 |
| Sozialversicherungsabzüge (gesamt) | | | | | |
| 820 | 9 | 299 | 11 | 345 | 24 |
| VL gesamt | | | | | |
| — | – | 40 | 00 | 10 | 00 |
| Überweisungsbetrag | | | | | |
| 2.869 | 44 | 683 | 37 | 1.046 | 01 |

**Praxis Dr. Peter Ritter**
Habergartenstraße 10
67146 Deidesheim

# 6.3 Sozialversicherung und private Absicherung

*Lehrbuch Seiten 154–160*

1. a) Das Verhältnis von Beitragszahlern zu Rentnern entwickelt sich bis zum Jahr 2030 zu einem Verhältnis von 1:1 (Anteil der Beitragszahler nimmt ab, Anteil der Rentner nimmt zu). Die Alten werden längerfristig mehr, die Jungen weniger.

   b) Finanzierungsproblem in der Rentenversicherung; weniger Beitragszahler müssen mehr Rentner unterhalten (im Jahr 2030 müssen 100 Beitragszahler etwa 93 Rentner unterhalten; im Vergleich: 1985 mussten 100 Beitragszahler etwa 46 Rentner unterhalten). Die Jüngeren fangen später an, die Älteren hören früher auf. (Später im Berufsleben, früher in Rente = geringere Einnahmen, größere Ausgaben in der Rentenversicherung)

   c) Schülerabhängige Lösung

2. Anpassung der Rente an die allgemeine Entgeltentwicklung um den Lebensstandard der Rentner an den der übrigen Bevölkerung anzupassen und die Kaufkraftminderungen infolge Preissteigerungen aufzufangen.

3. Körperschaften des öffentlichen Rechts mit Selbstverwaltung (§ 29 Abs. 1 Sozialgesetzbuch).

4. 208 Tage

5. Persönliche Entgeltpunkte · Rentenfaktor · Aktueller Rentenwert = Monatsrente
   48,3921 · 1,0 · 56,14 = 2.716,73 DM = 1.389,04 €

6. 57,2876 · 1,0 · 57,32 = 3.283,72 DM = 1.678,94 €

7. Beim Umlageverfahren finanzieren die Beitragszahler einer bestimmten Periode die Renten dieser Periode, d.h. die Ausgaben einer Periode werden gedeckt durch die Einnahmen der gleichen Periode. Die Beitragszahler finanzieren somit die Ansprüche der gegenwärtigen Rentnergeneration, während ihre Rente von der zukünftigen Generation der Beitragszahler finanziert wird (Generationenvertrag).

   Die heutigen Rentner sind in ihrem Arbeitsleben für die Renten ihrer Elterngeneration aufgekommen. Ihre Renten werden somit von den heutigen Erwerbstätigen finanziert. Dafür erhalten die heutigen Erwerbstätigen einen späteren Rentenanspruch, der von der jetzt von ihnen unterhaltenen Generation finanziert wird, wenn diese in das Erwerbsleben eintritt und Rentenversicherungsbeiträge zahlt. Im nicht schriftlich festgelegten Generationenvertrag sind Alt (Rentenempfänger) und Jung (Rentenversicherungsbeitragszahler) verbunden.

   | 1960 | 2000 | 2040 |
   |------|------|------|
   | 4 Beitragszahler: 1 Rentner | 2 Beitragszahler: 1 Rentner | 1 Beitragszahler: 1 Rentner |

   Beim Kapitaldeckungsverfahren spart der Arbeitnehmer während seines Erwerbslebens Beiträge in einen Fonds, der im Rentenfall verzehrt wird.

8. a) 10 Entgeltpunkte        c) 10 Entgeltpunkte
   b) 0,5 Entgeltpunkte       d) 1,5 Entgeltpunkte

9. a) Der Zugangsfaktor (1,0) erhöht sich (seit 1992) um 0,005 für jeden Kalendermonat des Aufschubs = 0,5 % Rentenerhöhung für einen Kalendermonat (6 % pro Jahr).

b) Der Zugangsfaktor (1,0) vermindert sich (ab 2002) um 0,003 für jeden Kalendermonat vorzeitiger Inanspruchnahme = 0,3 % Rentenkürzung für einen Kalendermonat (3,6 % pro Jahr).

10. Die Renten werden jährlich der Entgeltentwicklung angepasst (dynamische Rente). Diese Anpassung orientiert sich nicht an der Entwicklung des durchschnittlichen Verdienstes aller Versicherten (Brutto-anpassung), sondern an der Entwicklung des durchschnittlichen Nettoverdienstes. Der aktuelle Renten-wert verändert sich zum 1. Juli eines jeden Jahres, indem der bisherige aktuelle Rentenwert mit den Faktoren für die Veränderung

    a) der Bruttolohn- und Gehaltssumme je durchschnittlich beschäftigtem Arbeitnehmer und

    b) der Belastung bei Arbeitsentgelten und Renten vervielfältigt wird (Sozialgesetzbuch VI (6. Buch) § 68 Abs. 1 Satz 2).

11. a) BG für Gesundheitsdienst und Wohlfahrtspflege

    b) - Bergbau-BG

| | |
|---|---|
| - Steinbruchs-BG | - Zucker-BG |
| - BG der keramischen und Glas-Industrie | - Bau-BG Hamburg |
| - BG der Gas- und Wasserwerke | - Bau-BG Hannover |
| - Hütten- und Walzwerks-BG | - Bau-BG Wuppertal |
| - Maschinenbau- und Metall-BG | - Bau-BG Frankfurt am Main |
| - Norddeutsche Metall-BG | - Südwestliche Bau-BG |
| - Süddeutsche Metall-BG | - Württembergische Bau-BG |
| - Edel- und Unedelmetall-BG | - Bau-BG Bayern und Sachsen |
| - BG der Feinmechanik und Elektrotechnik | - Tiefbau-BG |
| - BG der chemischen Industrie | - Großhandels- und Lagerei-BG |
| - Holz-BG | - BG für den Einzelhandel |
| - Papiermacher-BG | - Verwaltungs-BG |
| - BG Druck- und Papierverwertung | - BG der Straßen-, U- und Eisenbahnen |
| - Lederindustrie-BG | - BG für Fahrzeughaltungen |
| - Textil- und Bekleidungs-BG | - See-BG |
| - BG Nahrungsmittel und Gaststätten | - Binnenschifffahrts-BG |
| - Fleischerei-BG | - Verwaltungs-BG |

12. Der Arbeitgeber überweist (zahlt) die Beiträge an die zuständige Krankenkasse des Arbeitnehmers; Arbeitgeber und Arbeitnehmer tragen die Beiträge zur Sozialversicherung hälftig. Erfolgt die Entgelt-zahlung zum Monatsende, sind die Abzüge zur Sozialversicherung spätestens bis zum 15. des Folge-monats zu überweisen. Erfolgt die Entgeltzahlung zum 15. eines Monats, sind die Abzüge zur So-zialversicherung bis zum 25. des gleichen Monats abzuführen. Die Unfallversicherung zahlt und trägt der Arbeitgeber alleine.

13. Siehe aktuelle Euro-Grenzen bzw. Prozentsätze 2003/2004

14. a) Gegenfrage: Wo liegt die „gerechte" Beitragsbemessungsgrenze? Eine absolut objektiv wissen-schaftlich ermittelbare Grenze gibt es nicht. Jede Festsetzung ist subjektiv. Wer eine bestimmte Beitragsbemessungsgrenze als „gerecht" empfindet, der empfindet jede andere Beitragsbemessungs-grenze als „ungerecht" (subjektiv!).

    b) Durch eine Erhöhung der Beitragsbemessungsgrenze steigt die Zahl der krankenversicherungspflich-tigen Arbeitnehmer, während die Zahl der Arbeitnehmer, die aus der gesetzlichen Krankenkasse austreten kann, sinkt. Grundsätzlich fließt durch die Anhebung der Beitragsbemessungsgrenze mehr Geld in die gesetzliche Krankenkasse.

    c) Eine Anhebung der Beitragsbemessungsgrenze wird mit großer Wahrscheinlichkeit keine neuen Arbeitsplätze schaffen.

15. Weil die statistische Lebenserwartung für einen 25-jährigen Versicherten größer ist als für einen 45-jährigen Versicherten. Somit kann das Risiko niedriger kalkuliert werden.

16. Das Erwerbseintrittsalter der Berufsanfänger hat zugenommen (längere Schulzeiten, längere Studienzeiten), das Erwerbsaustrittsalter der Rentner hat abgenommen (Frühverrentung, vorzeitiger Ruhestand).

    • Immer weniger Beitragszahler müssen die Renten der nicht mehr Erwerbstätigen finanzieren.
    • Die Lebensarbeitszeit der Erwerbstätigen verringert sich.

17. a) Die Finanzierung der Rentenversicherungsleistungen erfolgt im Umlageverfahren, nicht im Kapitaldeckungsverfahren. Die aktuellen Aufwendungen für die Rentner werden aus den aktuellen Einnahmen der Erwerbstätigen bestritten: Die Rentenversicherungsbeiträge der Erwerbstätigen fließen auf die Konten der Rentner. „Junge Arbeitnehmer" sind mit „alten Rentnern" im Generationenvertrag verbunden: Die heutigen Erwerbstätigen (Kindergeneration) kommen für die Renten der Elterngeneration auf und erhalten dafür einen Anspruch auf ihre Renten durch die Enkelgeneration. Die heutigen Erwerbstätigen vertrauen darauf, dass ihre Kinder in ähnlichem Umfang Kinder haben werden und dass diese Kinder im Erwerbsleben stehen und Rentenversicherungsbeiträge zahlen. Jüngere im Erwerbsleben stehende Mitglieder erbringen mehr Beitragsleistungen als sie selbst an Leistungen in Anspruch nehmen: Die Jüngeren von heute zahlen für die Älteren von heute (Vorleistung der Jüngeren) und werden von den Jüngeren von morgen unterstützt, wenn sie selbst in Rente gehen (Gegenleistung). Der Begriff „Generationenvertrag" ist allerdings sprachlich unglücklich gewählt, da dies kein Vertrag im juristischem Sinn ist. Der Generationenvertrag begründet somit keine Pflichten, die einklagbar sind.

    Der Begriff Generationenvertrag in der Krankenversicherung wird unscharf und missverständlich gebraucht. Die Versicherungsgemeinschaft ist zwar eine Solidargemeinschaft: Jeder Versicherte trägt entsprechend seiner Einkommens- bzw. Vermögenssituation zur Finanzierung der Krankenversicherung bei. Sinnvoller wäre es, statt von einem Generationenvertrag (Vertrag zwischen Menschen im Zeitraum von etwa 30 Jahren) von einem „Gesundheitsvertrag" (Vertrag zwischen gesunden und kranken Menschen) zu sprechen.

    b) Gezahlte Beiträge in der Krankenversicherung     5.150,- DM = 100 %
    Beanspruchte Leistungen in der Krankenversicherung     3.680,- DM =   x %

    $$x = 71,46 \%$$

    → Von jeder DM, die in die Krankenversicherung eingezahlt wurde, flossen 0,7146 DM an Krankenversicherungsleistungen an die Beitragszahler zurück.

    Gezahlte Beiträge in der Rentenversicherung     2.780,- DM = 100 %
    Beanspruchte Leistungen in der Rentenversicherung     6.470,- DM =   x %

    $$x = 232,73 \%$$

    → Zu jeder DM, die in die Rentenversicherung eingezahlt wurde, mussten zusätzlich 1,3273 DM an Rentenversicherungsleistungen aufgebracht werden.

18. Zuständig für die Entgeltfortzahlungsversicherung sind die Krankenkassen. Die Umlagebeiträge sind vom Arbeitgeber aufzubringen und werden von der Krankenkasse individuell festgesetzt.

    Die Entgeltfortzahlungsversicherung ist ein gesetzlich geregeltes Ausgleichsverfahren, das die wirtschaftlichen Risiken der Entgeltfortzahlung auf die Gesamtheit bestimmter Klein- und Mittelbetriebe verteilt. Diesen Firmen werden der größte Teil ihrer Aufwendungen für die Entgeltfortzahlung an arbeitsunfähige Arbeiter und Auszubildende (Ausgleichsverfahren U 1) sowie die Aufwendungen bei Mutterschaft (Ausgleichsverfahren U 2) erstattet.

An den Ausgleichsverfahren U 1 und U 2 nehmen Firmen teil, die regelmäßig nicht mehr als 20 Arbeitnehmer beschäftigen (Regelmäßig heißt, dass im vorangegangenen Kalenderjahr in mindestens acht Kalendermonaten höchstens 20 Arbeitnehmer beschäftigt wurden).

Seit 01. April 1997 räumt die AOK Rheinland-Pfalz allen Firmenkunden mit einer Betriebsgröße zwischen 21 und 30 Arbeitnehmern ein Wahlrecht zur Teilnahme am Ausgleichsverfahren ein.

Ein Wahlrecht für kleinere Betriebe lässt das Entgeltfortzahlungsgesetz nicht zu.

U 1 - für Entgeltfortzahlung an arbeitsunfähige Arbeiter und Auszubildende
U 2 - für Aufwendungen bei Mutterschaft - Erstattung der Arbeitgeberzuschüsse zum Mutterschafts-
         geld und des Mutterschaftsentgelts bei Beschäftigungsverboten.

| Umlageverfahren | Umlagesatz vom Brutto-entgelt | Erstattungssatz vom Brutto-entgelt |
|---|---|---|
| U 1 allgemein | 2,4 % | 70 % |
| U 1 erhöht | 4,1 % | 80 % |
| U 1 ermäßigt | 1,6 % | 60 % |
| U 2 | 0,14 % | 100 % |

19. Der prozentuale Anstieg für Heil- und Hilfsmittel ist zwar größer als der prozentuale Anstieg für Krankenhausbehandlung. Da jedoch der Anteil der Krankenhausbehandlung gegenüber den Gesamtausgaben (34 %) weitaus größer ist als der Anteil der Heil- und Hilfsmittel (7,2 %), wirkt sich die Ausgabensteigerung im Krankenhausbereich besonders gravierend aus.

20.  $\dfrac{139.911.000.000}{35.000.000}$  = 3.997,45 € pro Jahr; = 333,12 € pro Monat

21.

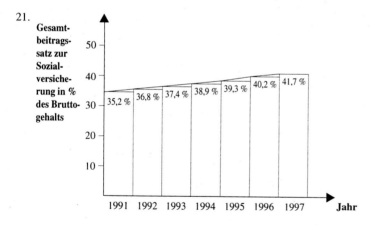

22. Die Summe der Beiträge zu den vier Sozialversicherungszweigen (*Kranken*versicherung, *Pflege*versicherung, *Renten*versicherung, *Arbeitslosen*versicherung) wird als *Gesamtsozialversicherungsbeitrag* bezeichnet. Die Beiträge sind in den Beitragsnachweisen getrennt nach *Versicherungszweigen* anzugeben. Daher muss eine nach Sozialversicherungszweigen *getrennte* Berechnung erfolgen. Der Gesamtsozialversicherungsbeitrag ist an die *Einzugsstelle* abzuführen. Einzugsstelle ist die *Krankenkasse*, bei der der Beschäftigte versichert ist. Da der Arbeitgeber verpflichtet ist den Gesamtsozialversicherungsbeitrag an die zuständige Krankenkasse abzuführen, bezeichnet man ihn als *Beitragsschuldner*. Der Gesamtversicherungsbeitrag muss spätestens am *15.* des Folgemonats auf dem Konto der zuständigen Krankenkasse *gutgeschrieben* sein. Die Einzugsstelle leitet die Beiträge zur *Rentenversicherung* und zur *Arbeitslosenversicherung* an die *Träger* dieser Sozialversicherungszweige weiter.

23. Durch ein technisches Versehen wurden im Lehrbuch keine Werte abgebildet. Die Angaben zu den Leistungsausgaben finden Sie deshalb in der Tabelle.

| Jahr | 1995 | 1996 | 1997 | 1998 | 1999 | 2000 |
|------|------|------|------|------|------|------|
| Leistungsausgaben in der gesetzlichen Krankenversicherung umgerechnet in Mrd. € | 116,98 | 120,87 | 118,31 | 120,10 | 122,71 | 125,93 |

116,98 € (1995) = 100 %
125,93 € (2000) =  x %

x = 107,65 %

→ Die Leistungsausgaben sind um 8,95 Mrd. € (= 7,65 %) gestiegen.

24. Gesamtausgaben: 82,84 Mrd. €

| | |
|---|---|
| Ärztliche Behandlung: | 25,99 % |
| zahnärztliche Behandlung ohne ZE: | 9,32 % |
| Zahnersatz (ZE): | 4,26 % |
| Arzneien aus Apotheken: | 24,31 % |
| Hilfsmittel: | 5,81 % |
| Heilmittel: | 3,71 % |
| Krankenhausbehandlung: | 21,85 % |
| Krankengeld: | 3,46 % |
| Kuren insgesamt: | 1,29 % |

25. a) Frau Düll hätte bereits am ersten Tag ihrem Arbeitgeber die Arbeitsunfähigkeit mitteilen müssen. Darüber hinaus wäre sie verpflichtet gewesen spätestens am vierten Tag nach der Erkrankung eine ärztliche Bescheinigung vorzulegen. Frau Düll ist somit ihren arbeitsvertraglichen Pflichten nicht nachgekommen. Der Arbeitgeber ist berechtigt die Entgeltfortsetzung bis zum rechtzeitigen Vorliegen der ärztlichen Bescheinigung zu verweigern. Den Entgeltfortsetzungsanspruch verliert Frau Düll jedoch nicht.

b) Die Drei-Tage-Frist für eine ärztliche Bescheinigung beginnt nach dem ersten Tag der Arbeitsunfähigkeit. Ist der erste Tag der Arbeitsunfähigkeit ein Samstag, Sonntag oder Feiertag, beginnt die Drei-Tage-Frist am darauffolgenden Werktag.

26. – Hohe Lebenserwartung (Die Menschen beziehen länger Rente)
    – Hoher Geburtrückgang (Die Zahl der Beitragszahler geht zurück)
    – Hohe Arbeitslosenzahl (Arbeitslose entfallen als Beitragszahler)
    – Hohe Fremdleistungen (Ein Drittel der Ausgaben aus der Rentenversicherung ist versicherungsfremd)

27. Dem Willen des Gesetzgebers liegt die besondere Fürsorgepflicht des Arbeitgebers zu Grunde. Die Beiträge zur gesetzlichen Unfallversicherung (Finanzierung) bringen grundsätzlich alleine die Unternehmer auf, die Versicherte beschäftigen. Den Hintergrund für die Finanzierung der Unfallversicherung bildet die Ersetzung privatrechtlicher Unternehmerhaftung durch den sozialrechtlichen Versicherungsschutz. Verursacht ein Unternehmer den Arbeitsunfall eines Mitarbeiters fahrlässig, so haftet er dafür grundsätzlich nicht privatrechtlich. Statt der Haftpflichtansprüche hat der Geschädigte Ansprüche gegen die soziale Unfallversicherung.

28. Eine geringfügige Beschäftigung liegt vor, wenn
    a) die Arbeitszeit weniger als 15 Stunden beträgt und
    b) das Arbeitsentgelt 325,00 € im Monat nicht übersteigt.

Wird eine dieser Grenzen überschritten, liegt keine geringfügige Beschäftigung mehr vor, d.h. es besteht volle Sozialversicherungspflicht für Arbeitgeber und Arbeitnehmer.

Lehnt die ZFA sowohl im Juni als auch im Dezember die Sonderzahlungen ab, zahlt sie keine Sozialversicherungsbeiträge. Der Arbeitgeber zahlt 10 % Krankenversicherung (= 32,50 €) und 12 % Rentenversicherung (39,00 €). Nimmt die ZFA die Sonderzahlungen an, fallen folgende Sozialversicherungsbeiträge sowohl für den Arbeitgeber als auch für den Arbeitnehmer an (Es wird ein Krankenversicherungssatz von 14 % unterstellt).

|   |   | Juni | Dezember |
|---|---|---|---|
|   | Entgelt lt. Vertrag | 325,00 € | 325,00 € |
|   | Sonderzuwendungen | 250,00 € | 500,00 € |
| = | Sozialversicherungspflichtiges Entgelt | 575,00 € | 825,00 € |
|   | Rentenversicherung | 54,86 € | 78,93 € |
|   | Arbeitslosenversicherung | 18,67 € | 26,86 € |
|   | Pflegeversicherung | 4,88 € | 7,03 € |
|   | Krankenversicherung | 40,21 € | 57,85 € |
| = | Sozialversicherungsabzüge gesamt | 118,62 € | 170,67 € |

29. Eine Teilzeitbeschäftigung liegt vor, wenn die regelmäßige Wochenarbeitszeit des Arbeitnehmers kürzer ist als die eines vergleichbaren vollzeitbeschäftigten Arbeitnehmers (§ 2 Abs. 1 S. 1 TzBfG). Befristet beschäftigt ist ein Arbeitnehmer mit einem auf Zeit geschlossenen Arbeitsvertrag (§ 3 Abs. 1 S. 1 TzBfG). Ein teilzeitbeschäftigter Arbeitnehmer darf wegen der Teilzeitarbeit nicht schlechter behandelt werden als ein vergleichbarer vollzeitbeschäftigter Arbeitnehmer (§ 4 Abs. 1 S. 1 TzBfG). Grundsätzlich findet das Arbeitsrecht auch auf Teilzeitarbeitsverhältnisse Anwendung (Kündigungsschutz, Entgeltfortzahlung). Teilzeitarbeitsverhältnisse sind in zwei verschiedenen Grundformen denkbar:

    a) Teilzeitarbeit an jedem üblichen Arbeitstag mit weniger Stunden,
    b) Teilzeitarbeit mit weniger Tage pro Woche.

Die jeweilige Grundform der Teilzeitarbeit ist maßgebend für den Urlaubsanspruch: Für Teilzeitarbeit kommt es allein darauf an, an wie vielen Tagen pro Woche der Arbeitnehmer arbeiten muss. Die tägliche Arbeitszeit ist unerheblich.

Beispiel: Ein Arbeitnehmer arbeitet 12 Wochenstunden an fünf Tagen. Sein gesetzlich festgelegter Mindesturlaub beträgt 24 Werktage. Verteilt der Arbeitnehmer dieselbe Stundenzahl auf zwei Tage, beträgt sein Anspruch auf Jahreserholungsurlaub acht Arbeitstage.

Der Arbeitgeber hat den Arbeitnehmern, auch in leitenden Positionen, Teilzeitarbeit zu ermöglichen (§ 6 TzBfG). Anspruch auf Verringerung der Arbeitszeit hat ein Arbeitnehmer, dessen Arbeitsverhältnis länger als sechs Monate bestanden hat (§ 8 Abs. 1 TzBfG). Für den Anspruch auf Verringerung der Arbeitszeit gilt die Voraussetzung, dass der Arbeitgeber in der Regel mehr als 15 Personen – ausschließlich Auszubildende – beschäftigt (§ 8 Abs. 7 TzBfG).

# 6.4 Der Aufbau der Arbeits- und Sozialgerichtsbarkeit

*Lehrbuch Seite 165*

1. c)

2. c)

3. b)

4. a)

5. Eine Berufung gegen Urteile der Arbeitsgerichte in vermögensrechtlichen Streitigkeiten ist möglich, sofern der Streitwert *415,00 €* übersteigt. Gegen das Endurteil eines Landesarbeitsgerichts kann Revision eingelegt werden, wenn sie in dem Urteil des Landesarbeitsgerichts *zugelassen* worden ist.

# 7. Grundlagen der Kommunikation und Mitarbeiterführung

## 7.2 Die Kommunikation bei der Patientenbetreuung

*Lehrbuch Seite 171*

1. Antworten schülerabhängig. Formulierungsvorschläge:
   - „Können Sie Dienstag nächster Woche einen Termin wahrnehmen?
   - „Leider sind wir heute schon ausgebucht. Ich mache Ihnen für morgen folgenden Terminvorschlag ......."
   - „Dr. Ritter behandelt gerade einen Patienten. Ich werde ihn informieren, dass Sie angerufen haben. Er wird Sie dann sicherlich bald zurückrufen."
   - „Leider kann ich Ihnen hierüber keine Angaben machen. Ich werde Dr. Ritter informieren, damit er Sie zurückrufen kann."

2. Schüler- und situationsabhängige Darstellung.

## 7.3 Das Kommunikationsmodell und Störungen der Kommunikation

*Lehrbuch Seiten 175-176*

1. und 2. Individuelle Lösungen.

3. – Ja, gerne/bitte/danke.
   - Das ist doch selbstverständlich!
   - Das macht mir keine Mühe!

4. Diese höflich gemeinte Formulierung verweist den Patienten in die Lage eines Bittstellers. Sie ist unter dem Gesichtspunkt patientenorientierter Dienstleistung abzulehnen. Besser:
   - „Nehmen Sie bitte hier Platz."
   - „Kommen Sie bitte mit mir zu ........"
     „Begleiten Sie mich bitte zu ............,,

5. Formulierungsvorschläge:
   a) „Guten Morgen Frau/Herr ..........,,
      „Guten Morgen, was kann ich für Sie tun ........,,
   b) „Frau Müller, bitte,"
   c) „Da ist leider kein Termin mehr frei. Ich schlage Ihnen vor ..........."
   d) „Das weiß ich leider nicht/Da kann ich Ihnen im Moment nicht weiterhelfen. Ich werde mich aber erkundigen ..... Ich werde die Angelegenheit klären und komme dann wieder auf Sie zu."
   c) und d) auch: „Moment bitte. Ich will sehen, wie ich Ihnen helfen kann."

6. a) Neben verbaler Klarheit und Zielgerichtetheit in den Aussagen ist auf freundliche Aufmerksamkeit in der Mimik, Blickkontakt und höfliche Ausdrucksweise zu achten.

b) Grundsatz 1: Kein Gegenangriff! Führt zur Emotionsalisierung.
Grundsatz 2: Kein Zurückweichen oder Duldung! Führt zu keiner Lösung des Konflikts.

Lösung sollte sein: Vermeidung von Eskalation durch nachvollziehbare Erklärung der Verzögerung als Sachargument, kontrollierte Gestik und Mimik sowie höfliche aber bestimmte Rede. Vgl. auch Lehrbuch Seiten 323/324.

c) Ernsthafte und höfliche Entschuldigung mit Blickkontakt und aufgeschlossener Mimik. Kein mürrisches „Betongesicht" mit verbaler Pflichtübung. Grundsätzlich muss der Patient spüren, dass er als Individuum ernst genommen und seine Situation verstanden wird.

7. Vgl. Tabelle Lehrbuch Seite 174

a) und c) Verlegenheit, Gesten zur Zeitgewinnung, Nachdenklichkeit
b) Hinweisende Geste mit emotionaler, nachdrücklicher Betonung, Dominanzgeste.

8. Durch Beobachtungen sollen die Auszubildenden die Bedeutung der durch die Körpersprache gegebenen nonverbalen Impulse erfassen (vgl. Lehrbuch Seite 174). Sie sollen außerdem erkennen, dass der erste Eindruck oft täuscht und einen Menschen nur unvollkommen charakterisieren kann.

9. Vgl. Lehrbuch Seite 174.

10. Durch Eigenbeobachtung sollen die Auszubildenden erkennen, durch welche negativen Emotionen sie bei der Patientenbetreuung ggf. bestimmt werden. Störende negative Grundeinstellungen bei der Kommunikation mit bestimmten Patienten sollten sie ablegen (vgl. Lehrbuch seite 175).

# 7.4 Mitarbeiterführung und Führungsstile

*Lehrbuch Seite 182*

1. c)

2. Autoritärer Führungsstil: Tadel, Sanktionen, Drohung.
Informierender Führungsstil: Mitarbeitergespräch, Lob, Anerkennung.
Kooperativer Führungsstil sowie
demokratischer Führungsstil: Mitarbeitergespräch, Lob, Anerkennung, Förderung

3. Argumentationsübung auf der Grundlage der Inhalte von Seite 178 und 179 des Lehrbuchs. Der autoritäre Führungsstil kann zu folgenden Nachteilen führen: Hohe Fluktuationsquote, Angst, Unzufriedenheit durch ständigen Druck, hoher Kraftaufwand für Abwehrverhalten und Absicherung in der Arbeitshierarchie, geringe Produktivität bzw. Stillstand bei Abwesenheit des Chefs.

4. Situationsabhängige Darstellung. Hinweis: Lehrbuch Seiten 328/329.

5. Es handelt sich um extrem autoritäres Anweisungsverhalten in einer konkreten kritischen Situation.

a) Frustration mit den Folgen – je nach Gemütslage – Aggression, Resignatin (vgl. Lehrbuch Seite 322).
b) Erklärende Worte/Bitte um Verständnis nach Abschluss der Behandlung/am Ende des Arbeitstages.
c) Beziehungskonflikt/Zweierkonflikt.

6. a) Schülerabhängige Lösung.
b) – Abmahnung
– Gespräch mit Hinweis auf Folgen/mündliche Verwarnung/Tadel.

# Lernfeld: Patienten empfangen und begleiten

## 1. Patientengruppen

*Lehrbuch Seite 188*

1.  Praxisabhängiges Ergebnis.

2.  a) Privatpatienten
    b) Schmerzpatienten, Kinder, Senioren, Patienten fremder Kulturen.
    c) Sozialhilfeempfänger, Asylanwärter.

3.  Vgl. Lehrbuch Seiten 186/187

4.  Individuelle Darstellung.

## 2. Grundlagen des Vertragsrechts

### 2.2 Vertragsarten

*Lehrbuch Seiten 194–195*

1.  a) Leihvertrag
    b) Kaufvertrag
    c) Darlehensvertrag
    d) Dienstvertrag
    e) Werkvertrag (Hinweis: Es ist unerheblich, ob der Unternehmer oder der Besteller das Material stellt).
    f) Werkvertrag
    g) Eine Abgrenzung zwischen Dienstvertrag und Werkvertrag ist schwierig. Schuldet die Band lediglich das Spielen ihrer Lieder, liegt ein Dienstvertrag vor.
    h) Dienstvertrag
    i) Werkvertrag
    j) Werkvertrag
    k) Werkvertrag
    l) Sachdarlehensvertrag
    m) Werklieferungsvertrag

2.  Beim Tausch verpflichten sich die Vertragsparteien eine Sache gegen eine andere Sache auszutauschen. Die Vorschriften über den Kauf finden entsprechende Anwendung (§ 515 BGB).
    Beim Kauf verpflichtet sich der Verkäufer zur Übergabe einer Sache gegen Entgelt.

3.  § 611 BGB: Durch den Dienstvertrag wird derjenige, welcher *Dienste* zusagt, zur *Leistung* der versprochenen Dienste, der andere Teil zur Gewährung der vereinbarten *Vergütung* verpflichtet.

    § 631 BGB: Durch den Werkvertrag wird der *Unternehmer* zur *Herstellung* des versprochenen Werkes, der *Besteller* zur Entrichtung der vereinbarten *Vergütung* verpflichtet.

    Im Dienstvertrag stellt jemand seine *Dienste* zur Verfügung. Im Werkvertrag verpflichtet sich jemand zur erfolgreichen *Herstellung* oder *Veränderung* eines Werkes.

4. Die besten Beispiele und Belege für diese Aussage liefert das Völkerrecht: Wenn man einem Staat und seinen Menschen nicht trauen kann, nutzen auch „Nichtangriffspakte" und Verteidigungsabkommen nichts. Kann man einem Staat und seinen Menschen trauen, wären solche Verträge und Abkommen überflüssig.

5. Für den Unternehmer besteht gesetzlich weder eine Verpflichtung zur Erstellung eines Kostenvoranschlags noch ein Anspruch auf Vergütung des Kostenvoranschlags. Ein Vergütungsanspruch besteht nur, wenn dies vertraglich vereinbart wurde.

# 3. Der Behandlungsvertrag als Rechtsgrundlage der Patienten-Praxis-Beziehung

## 3.2 Haupt- und Nebenpflichten aus dem Behandlungsvertrag

*Lehrbuch Seite 210*

a) 3 Jahre      c) 30 Jahre      e) 10 Jahre
b) 10 Jahre     d) 10 Jahre     f) 10 Jahre

# 4. Ordnung mit System

## 4.2 Ordnungssysteme und Registraturformen

*Lehrbuch Seiten 222–223*

1. – Dauerwert
   – Prüfwert (Rückgabe)
   – Prüfwert, ggf. Tageswert nach Eintrag in Terminkalender,
   – Prüfwert
   – Gesetzeswert
   – Tageswert, ggf. Prüfwert,
   – Dauerwert.

2. Alphanumerisch

3. a) Alphabetisch     c) Chronologisch
   b) Sachlich        d) Numerisch

## 4.3 Karteisystem und Karteiformen

*Lehrbuch Seite 226*

1. Praxisabhängige Lösung.

2. Vgl. Lehrbuch Seite 224.

## 4.4 Die Patientenkartei

*Lehrbuch Seite 230*

Stammdaten: 2, 3, 4, 6.

# 5. Elektronische Datenverarbeitung und Datenschutz in der Zahnarztpraxis

## 5.1 Geräte und Arbeitsbereiche

*Lehrbuch Seite 237*

1. Praxisabhängige Lösung (vgl. Abb. 5.4, Lehrbuch Seite 236).

2. Praxisabhängige Lösung (vgl. Abb. 5.2, Lehrbuch Seite 233).

# 6. Telekommunikationsdienste in der Zahnarztpraxis

*Lehrbuch Seite 249*

1. Vgl. Lehrbuch Seite 243, Abb. 6.1.

2. Weißer Bogen, da sämtliche Helligkeitswerte abgetastet und übertragen werden. Dies verlängert bei liniertem/kariertem Papier die Übertragungszeit und verursacht Kosten.

3. a) Durch Online hat der Teilnehmer Gestaltungsmöglichkeiten und kann Dialoge aufbauen.
   b) Telefon.

# 7. Die Organisation der telefonischen Nachrichtenübermittlung in der Zahnarztpraxis

## 7.2 Die Gesprächsführung

*Lehrbuch Seiten 260–261*

1. Zusatzfunktionen gem. Lehrbuch Seite 251 mit individueller Begründung

2. Hier gilt jeweils eine praxis- und geräteabhängige Lösung. Außerdem kann eine Ansage als Ergänzung geübt werden.

3. Kann ggf. in den Unterricht einbezogen werden.

4. Kann auch mit privater Telekom-Rechnung der Schülerhaushalte im Unterricht abgerechnet werden. Gegebenenfalls Diskussion über die Ursachen stark abweichender Beträge (z. B. mehrere Kinder und Jugendliche in der Familie u.a.m.).

5. Vgl. Lehrbuch Seiten 253/254.

6. Vgl. Lehrbuch Seite 257.

7. – „Können Sie nächsten Freitag einen Termin wahrnehmen? Wir haben dann ausreichend Zeit für Ihre Behandlung."

   – „Der Chef behandelt gerade eine Patientin. Unter welcher Telefonnummer kann er Sie zurückrufen?"

   – „Moment bitte. Ich will sehen, was ich für Sie tun kann/ ... wie ich Ihnen helfen kann."

8. – „Wie oft putzen Sie Ihre Zähne?"
   – „Können Sie am ........., um .......... Uhr, in unsere Sprechstunde kommen?"

9. Melanie sollte sich auch mit eigenem Namen melden. Begrüßungsformel – ggf. auch nachgestellt – fehlt. (Zahnarztpraxis Dr Ritter. Sie sprechen mit .../mein Name ist .../am Apparat. Guten Tag). Besser: „Ich habe Sie leider nicht verstanden. Wie heißen Sie bitte?"

   Auf das Buchstabierangebot sollte entweder eingegangen werden oder aber eine höfliche Ablehnung erfolgen. Hier wurde dem Patienten das Wort ungeschickt entzogen. Wartezeit von drei Minuten ohne Zwischenmeldung ist für den Gesprächspartner frustrierend und nicht patientenorientiert. Angebot eines Rückrufs fehlt.

10. Rollenspiel mit den Inhalten von Nr. 9.

11. und 12. Übungen zur Sprachschulung und professioneller Ausdrucksweise. Zusätzliche Sprachübungen können im Unterricht trainiert werden.

13. Melanie widerlegt Claudias Aussagen und macht ihr deutlich, dass sie sich nicht an die Regeln für patientenorientiertes Telefonieren hält.

14. b)

# 8. Praxismarketing als Gestaltung der Außenwirkung der Zahnarztpraxis

*Lehrbuch Seite 271*

1.  Neben Festigung der entsprechenden Kapitelinhalte kann diese Aufgabe eingesetzt werden, um ein strukturiertes und zielgerichtetes Arbeiten zu üben und die Arbeitsergebnisse klar und aussagefähig darzustellen.

    Die Schülerinnen sollen im Hinblick auf Zeitaufwand, Klarheit und Aussagefähigkeit der Darstellung zutreffende Lösungen finden. Möglichkeiten u. a.:

    –   Auszifferung der Bereiche in der Aufgabenstellung und entsprechende Zuordnung (ggf. farbig) in der Tabelle, Lehrbuch Seite 265. Geringster Zeitaufwand, jedoch nicht sehr übersichtlich.

    –   Anlegen einer gesonderten Tabelle (Entscheidungsproblem: zutreffende Formatwahl). DIN A 4 hochkant, alle Plus-/Minuspunkte senkrecht abtragen, Bereiche fünfspaltig waagrecht (Kopfzeile). In dieser Matrix die Zuordnung in Spalten ankreuzen. Höherer Zeitaufwand, klarere Darstellung.

    –   Tabellen, Lehrbuch Seite 265, vergrößert kopieren, ausschneiden und senkrecht aufkleben. Bereiche und Zuordnung wie bereits dargestellt.

    –   Anlegen von fünf verschiedenen Tabellen entsprechend der Bereiche und Einordnung der zutreffenden Plus-/Minuspunkten

        **1. baulich/räumliche Gestaltung**

| Pluspunkte | Minuspunkte |
|---|---|
| ....... | ....... |
| ....... | ....... |

        **2. Praxisorganisation**

| Pluspunkte | Minuspunkte |
|---|---|
| ....... | ....... |
| ....... | ....... |

    Höchster Zeitaufwand, aussagefähigste Darstellung.

2.  Praxisabhängige Lösung

3.  Praxisabhängige individuelle Lösung (vgl. Anwendungsfelder Seite 264 Lehrbuch)

4.  Praxisindividuelle Lösung u. a. auf Grundlage der Nennungen auf Seite 267–268 des Lehrbuchs.

5.  Die Entwürfe sollten auf der Grundlage der Ausführungen auf Seite 269–270 des Lehrbuchs erfolgen.

# Lernfeld: Praxisabläufe organisieren

# 1. Grundlagen der Praxisorganisation

## 1.1 Aufbau- und Ablauforganisation

*Lehrbuch Seite 278*

1. Vgl. Lehrbuch Seiten 275/276.

2. Vgl. Lehrbuch Seite 276.

## 1.2 Die Bürotechnik

*Lehrbuch Seite 279*

1. Durch die arbeitsgerechte Anordnung der Möbel und der sonstigen Praxisausstattung kommt es zu einer Zeitersparnis. Ebenso wird Zeit, die an anderer Stelle fehlt, durch entbehrliche Arbeitsvorgänge und schnellen Zugriff ohne langes Suchen freigesetzt. Durch entbehrliche Dokumentation werden Zeit und Raum gespart. Funktional eingerichtete Arbeitsplätze haben den geringsten Raumbedarf.

2. Verschwendete Zeit ist verschwendetes Geld, da sie vergütet werden muss und produktiv eingesetzt werden könnte.

3. Schülerabhängige Lösungen.
   In der Praxis der Organisationsberater werden zur Festlegung optimierter Abläufe im delegierbaren Bereich Laufwegskizzen erstellt, Arbeitsplatzbeschreibungen vorgenommen und sinnvolle Organisations- und Arbeitsmittel eingesetzt. Durch diese Verbesserungen können z.B. drei Mitarbeiterinnen die gleiche Arbeit ebenso gut erledigen, wie zuvor vier oder fünf Mitarbeiterinnen bei schlechter Organisation.

# 2. Stellenbeschreibungen, Checklisten und Praxishandbuch als Mittel der Praxisorganisation

*Lehrbuch Seite 286*

1. Zielverwirklichung benötigt Organisation. Überorganisation engt Eigeninitiative jedoch ein und verhindert individuelle Flexibilität fähiger Mitarbeiterinnen. Effizientes Arbeiten in der Praxis basiert in vielen Fällen jedoch auf Flexibilität im Rahmen von Eigenverantwortung. Vorschriften sollten sich daher auf grundsätzliche Regelungen beschränken, die für gesetzliche Erfordernisse, die Zielverwirklichung und die Außenwirkung (Praxismarketing!) erforderlich sind. Dies entspricht auch einem kooperativen Führungs- stil, der sich an Zielvereinbarungen des Praxis-Teams orientiert.

Negativbeispiele:
- Zahnarzt gibt Anweisung, dass er bei Terminverlegungen informiert werden will. Folge: Behinderung der zahnärztlichen Tätigkeit und geringe Effizienz bei der Änderung von Terminen.

- Schriftliche Niederlegung von Vorgängen, die nicht dokumentiert werden müssten. Folge: Unproduktive und Zeit raubende Arbeitsvorgänge, die an anderer Stelle zu Zeitknappheit und Hektik führen oder zusätzliche Personalkosten verursachen.

2. Orientierungshilfe, Kompetenzabgrenzung, Annahme bzw. Ausschluss von Verantwortung für bestimmte Abläufe, Abwehr von Konkurrenz anderer Helferinnen in ihrer Tätigkeit.

3. Schülerabhängige Lösung aufgrund von Recherchen in der Ausbildungspraxis.

4. Vorgänge werden doppelt bearbeitet, Konkurrenz und diesbezügliche Abwehrmaßnahmen der Mitarbeiter/-innen untereinander, ständige Rückfragen, Fehlleistungen durch mangelnde gegenseitige Abstimmung. Frustration und Resignation (innere Kündigung) aufgrund der schlechten Organisation. Zusätzlich: Negative Außenwirkung (Praxismarketing).

5. Praxis- und schülerabhängige Lösungsmöglichkeiten.

6. Die Auszubildenden sollten mit ihren Ausbildern die Anlage einer speziellen Mappe abstimmen und klären, welche Unterlagen sie hierfür verwenden dürfen.

# 3. Zeitmanagement als Teil der persönlichen Arbeitsorganisation

*Lehrbuch Seite 290*

1. Gute Planung, z. B. Zeitmanagement nach der ALPEN-Methode. Lehrbuch Seite 289.

2. Aufgabenzergliederung gem. Abb. 3.1, Lehrbuch Seite 288.

3. Individuelle Lösungen.

   Hinweis:

   a) Wichtig ist eine Aufgabe, wenn man mit ihr den persönlich gesetzten Zielen näher kommt, z. B. alle Aufgaben, die mit der Berufsausbildung zusammenhängen, falls man einen guten Berufsabschluss zum Ziel hat. Rangfolge der wichtigen Aufgaben durch festlegen von Prioritäten.

   b) Dringlichkeit schließt den Zeitfaktor ein. Eine dringende Aufgabe muss – unabhängig von ihrer Wichtigkeit – bald erledigt werden. Da diese Aufgaben nicht immer wichtig sind, können sie auch delegiert werden.

4. und 5. Individuelle Lösungen.

# 4. Termin- und Zeitplanung

## 4.1 Die Patientenbestellplanung

*Lehrbuch Seite 296*

1. Diese Aufgabe könnte methodisch als Gruppenarbeit gestaltet werden. Auf der Grundlage ihrer Praxiserfahrung sammeln die Gruppen Argumente pro und contra je Terminplansystem. Gruppensprecherinnen formulieren das Ergebnis, das jeweils dem Gesamtvergleich der beiden Systeme zu Grunde gelegt wird.

2. Grundsätzlich ist die Beurteilung unter dem Gesichtspunkt zeitaufwändiger ärztlicher Hinwendung und Leistung sowie dem Patienteninteresse auf Einhaltung der vereinbarten Termine vorzunehmen. In der Praxis sind jedoch mangelhafte oder fehlende Sprechstundenorganisation und Fehler bei der Termindisposition die Hauptursachen für die dargestellte volkswirtschaftliche Verschwendung. Nur selten sind hierfür unvorhersehbare Behandlungskomplikationen und Notfälle als Ursache gegeben. Ein Schadensersatzanspruch ist im BGB nicht ausdrücklich geregelt. Eine Klage hat nur dann Aussicht auf Erfolg, wenn dem Zahnarzt ein Organisationsverschulden nachzuweisen ist (z.B. zu kurze Zeittakte bei der Terminierung, vermeidbare Verspätung/Arbeitsbeginn). Dem Patienten ist dann die neue Situation zu offenbaren, sein Einverständnis für die Wartezeit einzuholen oder ein neuer Termin zu vereinbaren. Schadenersatzzahlungen werden auf der Basis eines nachweisbaren Stundenverdienstes bemessen. Manche Zahnärzte lassen auch eine entsprechende Rechnungskürzung bei Privatpatienten unwidersprochen.

Zu dem verbreiteten Übel schlecht abgestimmter Behandlungstermine trug in der Vergangenheit jedoch auch die geringe Arbeitsmoral vieler Arbeitnehmer bei, die lieber entschuldigt im Wartezimmer saßen anstatt ihrer Tätigkeit nachzugehen. Dieses Verhalten scheint wegen der schwierigen Beschäftigungslage rückläufig zu sein.

Zusammenfassend: Im Regelfall sind volle Wartezimmer eine Folge mangelnder Praxisorganisation. Die Situation lässt sich durch patientenorientierte Organisationsmaßnahmen wesentlich verbessern.

## 4.2 Der Dienstplan und die Bereitschaftsdienste

*Lehrbuch Seite 300*

1. b), f)

2. Der Einsatzplan ist analog der Darstellung Abb. 4.1, S. 298, nach den in den Aufgaben angegebenen Arbeitsbereichen zu gestalten. Ziffer 1 zeigt die Hauptfunktion (Verantwortlichkeit) und Ziffer 2 die Stellvertreterfunktion (Vertretungsverantwortlichkeit) der einzelnen Mitarbeiterin.

## 4.3 Die Urlaubsplanung

*Lehrbuch Seite 302*

Die Aufgabe ist als Gruppenarbeit geeignet:
Eine Schülerin legt eine Kalenderübersicht des aktuellen Jahres an, zwei Helferinnen legen zwischenzeitlich im Jahreskalender die Urlaubszeiträume fest und begründen die Lösung, erste Helferin zeichnet dann ein und legt den Urlaubsplan vor.

Zunächst ist das Beispiel auf die besondere Kalendersituation und ggf. die Schulferien des aktuellen Jahres abzustellen. Auf kariertem Papier sind die Monate senkrecht und in den Zeilen die Tage pro Monat waagrecht einzutragen. Die Wochenenden und Feiertage sind zu markieren. Auf dem so vorbereiteten Blatt werden die Urlaubsblöcke zunächst mit Bleistiftstrichen, nach Gesamtkontrolle abschließend mit Textmarker (Leitfarbe für jede Mitarbeiterin festlegen und als Legende vermerken) fixiert.

Urlaubsschwerpunkte: ZFA 2 z.B. Mai, ZMF 4 z.B. Juni (vor Ferien), ZFA 1 Juni/Juli (oder auch anderer Ferienmonat), Auszubildende Juli/August (oder anderer Ferienmonat), ZFA 3 z.B. September. Resturlaubszeiten auf die übrigen Monate verteilt. Die Aufgabe kann durch weitere praxisbezogene Vorgaben erweitert werden.

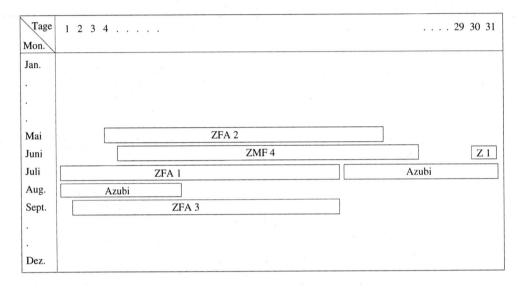

# 5. Die Postbearbeitung

## 5.2 Postausgang und Versendungsformen

*Lehrbuch Seiten 312–313*

1. Broschüre Service-Informationen „Produkte/Preise" ist bei Postfilialen und Postagenturen kostenlos erhältlich. Die Aufgabe kann auch nach Lehrervorgaben als Gruppenarbeit mit Kostenvergleichsberechnungen gestaltet werden.

2. a) Päckchen
   b) Postkarte
   c) Brief
   d) Paket

3. a) Das Adressieren von Sendungen wird heute mehrheitlich über die Adressendatei der EDV-Anlage und durch Druckerausdruck auf Adressenaufkleber, Kuverts oder Formulare zur Verwendung im Sichtkuvert vorgenommen. Früher übliche Verfahren, z.B. mittels Ormic-Adressenmatrizen sind überholt.

b) Das Angebot an Frankiermaschinen geht von Maschinen mit Handkurbel bis zu vollelektronischen Ausführungen. Als Option sind z.B. vollautomatisches Datierwerk und vollautomatische Anpassung an Briefdicke bis 10 mm möglich.

4. Preise und Besonderheiten sind den aktuellen Preisinformationen der Post zu entnehmen. Vgl. Nr. 1.

5. b), a), d), e), c), f).

6. d)

7. e) (vgl. S. 19, Service-Informationen der Deutschen Post AG „Produkte – Preise")

# 6. Grundlagen konfliktfreier Arbeit des Praxis-Teams

## 6.1 Konfliktarten und der persönliche Konfliktstil

*Lehrbuch Seite 317*

1. ZFA als berufstätige Mutter und ggf. Ehefrau ist einem Rollenkonflikt (innerer Konflikt) ausgesetzt, wenn sie ihre Rolle als Mutter, Ehefrau und Praxismitglied jeweils ausfüllen will.

   Innere Konflikte einer ZFA auch in der Praxis möglich, da Zahnarzt, Kolleginnen und Patienten jeweils unterschiedliche Erwartungen an die ZFA haben.

2. Individuelle Lösungen aus der Berufserfahrung der Auszubildenden. Inhalte hierzu im Lehrbuch Seite 316.

3. Die Zusage des Zahnarztes ohne Rücksprache mit den Mitarbeiterinnen führt zunächt zu einem Sachkonflikt, der sich auch auf das soziale Umfeld der Mitarbeiterinnen überträgt, da sie eigene Pläne ändern müssen. Ebenfalls kann ein Beziehungskonflikt Mitarbeiterinnen/Zahnarzt gegeben sein, da diese sich übergangen fühlen und ihre Rollenerwartung nicht erfüllt wurde. Nach der Anzahl der betroffenen Personen handelt es sich um einen Gruppenkonflikt (Dreierkonflikt) zwischen dem Team und dem Zahnarzt.

## 6.2 Die konstruktive Konflikthandhabung

*Lehrbuch Seite 319*

1. Lösung entsprechend Lehrbuch Seite 318.

2. Individuelle Darstellung.

# 6.3 Die streitige Konfliktsituation

*Lehrbuch Seite 323*

1. a) Typisches Abwehrverhalten in einer Konfliktsituation:
     – Zurückweichen/Verdrängung.
     – Emotionalisierung/Aggression/Angriff.
     Vgl. Lehrbuch Seite 319.

   b) In beiden Fällen keine Konfliktlösung gegeben:
     – latenter Konflikt/Frustration.
     – sachliche Klärung bzw. Interessenausgleich erschwert oder sogar unmöglich, „Gewinn-Verlust-Machtkampf".

   c) Konstruktive Konflikthandhabung auf Sachebene und ohne Emotionalisierung tragen zu einer Problemlösung auf Dauer bei (vgl. Lehrbuch S. 318 f.).

2. Individuelle Darstellung einer destruktiven Konflikthandhabung.

   Im Gegensatz zu Beispiel 2 auf Seite 322 des Lehrbuchs sollte diesem Rollenspiel eine destruktive Konflikthandhabung zu Grunde liegen.

# 6.4 Konflikte mit Patienten

*Lehrbuch Seite 325*

1. Individuelle Lösung.

2. Individuelle Lösung.

3. Inhalte sollten sein: Sachliche Erläuterung, ggf. Entschuldigung.

# 6.5 Konfliktvermeidung im Praxis-Team

*Lehrbuch Seite 330*

1. Rücksprache mit den Mitarbeiterinnen.

2. bis 4. Individuelle Lösungen/Darstellungen.

# Lernfeld: Waren beschaffen und verwalten

# 1. Grundlagen des Wareneinkaufs

## 1.1 Die Bezugsquellenermittlung – 1.3 Das Angebot

*Lehrbuch Seite 337*

1. a) 15.08.; das Angebot muss sofort angenommen werden
   b) Bis ca. 21.08.

2. Anlockung; wendet sich an eine unbestimmte Anzahl von Personen.

3. Nein, Angebot zum Abschluss eines Kaufvertrages (eine vom Angebot abweichende Annahme).

## 1.4 Der Angebotsvergleich

*Lehrbuch Seiten 342–343*

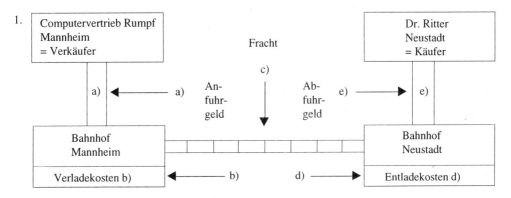

2. Nein; Jutta Kolb (Geldschuldner) hat am Erfüllungsort rechtzeitig ihre geschuldete Leistung erbracht. Das Schuldverhältnis erlischt, wenn die geschuldete Leistung an den Gläubiger bewirkt wird (§ 362 Abs. 1 BGB). Hierbei ist zu unterscheiden von der Erfüllungswirkung einer Banküberweisung (Kontogutschrift) und von der Rechtzeitigkeit der Leistung. Geldschulden sind Schickschulden (§ 270 Abs. 1 BGB). Für die Rechtzeitigkeit der Erfüllung kommt es somit nicht auf die Kontogutschrift an, sondern auf die Vornahme der Erfüllungswirkung. Der Schuldner leistet rechtzeitig, wenn er vor Fälligkeit oder Fristablauf die Überweisung veranlasst und somit die Erfüllungswirkung vornimmt (Oberlandesgericht Düsseldorf).

3. a) Mit der Übergabe des Kopiergerätes an die Spedition geht die Gefahr des zufälligen Untergangs auf Dr. Ritter über. Blitzschlag ist höhere Gewalt. Die Spedition trifft demnach kein Verschulden. Dr. Ritter muss den Kaufpreis bezahlen.

   b) Nur wenn ein neuer Kaufvertrag abgeschlossen wird.

   c) Neustadt

d) Käufer

e) Beim Transport mit betriebseigenem PKW ist der Gefahrenübergang erst in Neustadt vollzogen, d.h. die Firma AIKIDO hat noch nicht erfüllt.

f) Die Transportkosten trägt die Firma AIKIDO; der Gefahrenübergang ist erst mit der Übergabe der Ware an den Käufer vollzogen.

# 1.4 Der Angebotsvergleich

*Lehrbuch Seiten 345–346*

1.

| Buchstabe | zivilrechtliche Bedeutung |
|-----------|---------------------------|
| a) | Angebot am 15.01.20.. |
| b) | Annahme des Angebots am 20.01.20.. <br> = Abschluss des Kaufvertrages <br> = Verpflichtungsgeschäft |
| c) | Kaufvertragserfüllung durch Verkäufer am 24.01.20.. <br> = Erfüllungsgeschäft |
| d) | Kaufvertragserfüllung durch Käufer am 06.02.20.. <br> = Erfüllungsgeschäft |

2. Der Kaufvertrag ist gültig (Verpflichtungsgeschäft). Frau Freund kann den Kaufvertrag jedoch nicht erfüllen (Erfüllungsgeschäft). Der Kaufvertrag begründet für Frau Freund das Verpflichtungsgeschäft, aufgrund dessen sie verpflichtet ist ihrem Bekannten den Personalcomputer zu übergeben und ihm das Eigentum zu verschaffen (Erfüllungsgeschäft). Kaufvertrag und Erfüllung fallen zeitlich auseinander. Da das Erfüllungsgeschäft unmöglich ist, kann der Bekannte von Frau Freund vom Kaufvertrag zurücktreten oder Schadenersatz wegen Nichterfüllung verlangen (§ 325 Abs. 1 S. 1 BGB).

3. a) falsch                                   d) falsch
   b) falsch                                   e) richtig
   c) richtig                                f) richtig

4. Durch den Kaufvertrag entstehen nur die *Pflichten* der Vertragsparteien. Die Vertragsparteien verpflichten sich zur Erbringung von Leistung und *Gegenleistung*. Erst mit der Erfüllung vollzieht sich der tatsächliche Austausch von *Leistung* und Gegenleistung.

5. Der häufig anzutreffende Hinweis bei Schlussverkäufen, dass die Ware „vom Umtausch ausgeschlossen" ist, schränkt in keiner Weise den gesetzlichen Anspruch des Käufers auf Ersatzlieferung im Falle der Mangelhaftigkeit der Ware ein. Bei Vorliegen von Sachmängeln kann der Käufer trotz dieses Hinweises seine Gewährleistungsrechte geltend machen.

6. Jeder Kaufvertrag kommt durch zwei *übereinstimmende* Willenserklärungen zu Stande. Die erste Willenserklärung ist das *Angebot*, die zweite Willenserklärung ist die *Annahme des Angebots*. Ein Kaufvertrag kommt zu Stande, wenn der Verkäufer ein *Angebot* macht und der Käufer das *Angebot* annimmt, oder wenn der Käufer bestellt ohne vorheriges *Angebot* und der Verkäufer nimmt das *Angebot* an.

7. a) falsch
   b) falsch
   c) falsch

   d) falsch
   e) richtig

# 1.7 Mangelhafte Lieferung

*Lehrbuch Seiten 358–359*

1. Eine Sache ist mangelhaft, wenn sie nicht die vereinbarte *Beschaffenheit* aufweist. Haben die Kaufvertragsparteien keine spezielle Vereinbarung getroffen, ist die Sache mangelhaft, wenn sie sich nicht für die nach dem Vertrag vorausgesetzte *Verwendung* eignet. Enthält der Vertrag dazu keine Angaben, muss sich die Sache für die gewöhnliche *Verwendung* eignen und die Beschaffenheit aufweisen, die bei Sachen der gleiche Art *üblich* ist und die der Käufer *erwarten* kann.

   Liefert der Verkäufer eine zu *geringe* Menge oder eine *andere* Sache, steht dies einem *Sachmangel* gleich. Ein Sachmangel liegt auch dann vor, wenn der Verkäufer die Sache *unsachgemäß* montiert oder aber dem Käufer selbst bei der Montage ein Fehler unterläuft, weil die *Montageanleitung* mangelhaft war.

2. a) Sachmangel
   b) Sachmangel
   c) Sachmangel und Mangelfolgeschaden

   d) Kein Sachmangel
   e) Sachmangel
   f) Sachmangel

3. Es liegt ein Sachmangel vor gem. § 434 Abs. 2 S. 2 BGB.

4. Die folgenden Worte sind der Reihe nach in die Lücken zu setzen

   – Schuldner
   – Pflicht
   – mangelhafte
   – zu geringen
   – anderen

   – vereinbarte
   – Sachmängeln
   – gewöhnliche
   – andere
   – geringe

# 1.9 Schuldnerverzug aufgrund einer fälligen Zahlung

*Lehrbuch Seiten 364-367*

1.

| Lieferzeitpunkt bei Vertragsabschluss | | |
|---|---|---|
| kalendermäßig bestimmbar vereinbart | kalendermäßig unbestimmbar vereinbart | überhaupt nicht vereinbart |
| Verzugseintritt **ohne** Mahnung | Verzugseintritt **mit** Mahnung | Verzugseintritt **mit** Mahnung |

2. a) falsch
   b) falsch
   c) richtig

   d) falsch
   e) falsch

3. Ungefähr eine Woche.

4. Schülerabhängige Lösung.

5. Ja; bei Annahmeverzug ist Verschulden keine Voraussetzung.

6. Dr. Ritter muss den Personalcomputer bezahlen, da die Gefahr des zufälligen Untergangs auf ihn übergegangen ist.

7. Schülerabhängige Lösung.

8. a) Der Mehrerlös von 100,00 € steht dem Schuldner zu.
   b) Den Mindererlös von 300,00 € trägt der Schuldner.

9. a) keine          e) keine
   b) Mahnung        f) keine
   c) keine          g) keine
   d) Mahnung

10. a) Hier handelt es sich nicht um Lieferungsverzug, sondern um eine nicht zu vertretende Unmöglichkeit der Leistung. Der Schuldner wird nach § 275 Abs. 1 BGB von der Leistung frei.

    b) Walter muss noch liefern, da er nach Eintritt des Verzugs auch für höhere Gewalt haftet.

11. Erfüllung des Kaufvertrages verlangen.

12. Der Gläubiger kann die Leistung sofort verlangen, der Schuldner muss die Leistung sofort erbringen (§ 271 Abs. 1 BGB).

13. Selbstverständlich hat der Käufer bei einer fehlerhaften Schlussverkaufsware, die nicht extra als solche ausgezeichnet ist, das Recht auf Nacherfüllung. Auch für Sommerschlussware gilt die gesetzliche Garantie von zwei Jahren. Es empfiehlt sich jedoch Mängel umgehend zu reklamieren.

14. Die Deidesheimer Winzer stehen vor zwei Problemen:

    • Derjenige, der Schadenersatz fordert, muss beweisen, dass der andere ihn vorsätzlich oder grob fahrlässig geschädigt hat.

    • Derjenige, der Schadenersatzansprüche geltend machen will, braucht eine Anspruchsgrundlage.

    Die Deidesheimer Winzer haben mit der Reblaus GmbH einen Kaufvertrag geschlossen. Schadenersatzansprüche könnten sich ergeben, wenn die Reblaus GmbH ein Verschulden träfe (§ 823 Abs. 1 BGB). Dies ist im vorliegenden Fall nicht gegeben. Mit der Firma Spritz OHG bestehen überhaupt keine vertraglichen Beziehungen. Diese bestehen zwischen Spritz OHG und der Reblaus GmbH. Eine vertragliche Beziehung besteht somit zwischen Hersteller und Händler, nicht zwischen Hersteller und Verbraucher. Eine Haftung des Herstellers käme nach dem Produkthaftungsgesetz in Frage. Für Schäden, die auf Grund eines Produktfehlers verursacht worden sind, haftet der Hersteller und zwar unabhängig von einem Verschulden. Wenn die Voraussetzungen für eine Haftung vorliegen (§ 1 ProdHaftG) ist der Hersteller verpflichtet für den Schaden aufzukommen (§ 3 ProdHaftG).

15. Der vorliegende Fall (tatsächlich geschehen) wurde vor einem amerikanischen Gericht verhandelt. Der Richter gab der Klage der Käuferin eines Mikrowellenherdes statt und verurteilte den Beklagten (Hersteller des Mikrowellenherdes) zum Schadenersatz (Höhe unbekannt). Ob dieser Fall vor einem deutschen Gericht allerdings in ähnlicher Weise entschieden worden wäre, darf bezweifelt werden.

16. a) Der Verkäufer kann die Bezahlung der Kaufsache nicht verlangen, da das Wegwerfen der Zigaretten- kippe als grob fahrlässigs Verhalten gewertet werden muss.

b) Der Verkäufer kann die Bezahlung der Kaufsache verlangen, da die Gefahr des zufälligen Untergangs auf den Käufer übergegangen ist.

c) Der Verkäufer kann die Bezahlung der Kaufsache verlangen, wenn man das Öffnen der Fenster lediglich als leichte Fahrlässigkeit wertet.

d) Der Verkäufer kann die Bezahlung der Kaufsache nicht verlangen, da er die Zerstörung der Kaufsache grob fahrlässig verursacht hat.

17. Die folgenden Worte sind der Reihe nach in die Lücken zu setzen:

- mangelfrei
- mangelhafte Lieferung
- Pflichtverletzung
- pünktlich / termingerecht
- Schuldnerverzug aufgrund einer fälligen Lieferung
- Unpünktlichkeit
- annehmen
- Gläubigerverzug
- pünktlich
- Schuldnerverzug auf Grund einer fälligen Zahlung

18. a) 5 % über dem Basiszinssatz; der Basiszinssatz beträgt zurzeit 2,57 %.
   b) 8 % über dem Basiszinssatz.

19. Die 30-Tage-Frist greift nicht bei einem zweiseitigen Handelskauf. Verzug der Müller OHG tritt erst nach Mahnung und Fristsetzung ein.

# Lernfeld: Rechtliche und finanzielle Aspekte prothetischer Behandlungen

# 1. Mahnverfahren

## 1.4 Der Zivilprozess

*Lehrbuch Seiten 401–402*

1. Rechtsmittel sind die gegen eine Entscheidung zulässigen Rechtsbehelfe, durch die eine Nachprüfung der Entscheidung herbeigeführt wird. Nach § 694 Abs. 1 ZPO kann der Antragsgegner gegen den Anspruch des Antragstellers auf Zahlung eines Geldbetrages beim zuständigen Amtsgericht Widerspruch erheben, so lange der Vollstreckungsbescheid nicht verfügt ist. Für den Antragsgegner ist der Widerspruch der einzige Rechtsbehelf gegen den Mahnbescheid. Auf Antrag des Antragstellers oder des Antragsgegners wird das Mahnverfahren in das streitige Verfahren übergeleitet (Zivilprozess): Das Amtsgericht, das den Mahnbescheid erlassen hat, gibt den Rechtsstreit an das Gericht ab, das im Mahnbescheid bezeichnet ist.

   Nach § 700 Abs. 1 ZPO steht der Vollstreckungsbescheid einem für vorläufig vollstreckbar erklärten Versäumnisurteil gleich. Der Antragsgegner kann somit analog zu den Vorschriften über den Einspruch gegen ein Versäumnisurteil gegen einen Vollstreckungsbescheid schriftlich Einspruch einlegen (§ 338 ZPO). Der Einspruch bewirkt wie der Widerspruch ein Übergang in das streitige Verfahren. Das Amtsgericht, das den Vollstreckungsbescheid erlassen hat, gibt die Akten an das Gericht ab, das im Mahnbescheid für den Fall des Widerspruchs bezeichnet ist.

2. a) - b)
   Die Pfändung erfolgt dadurch, dass der Gerichtsvollzieher die Sachen in Besitz nimmt oder die Pfändung durch Anbringung eines Pfandsiegels oder einer Pfandtafel ersichtlich macht. Die Pfändung ist im letzteren Fall aus einem Pfandverzeichnis ersichtlich.

   c) Dem Gläubiger steht es frei die Zwangsvollstreckung in das bewegliche oder unbewegliche Vermögen zu erwirken. Antwort: ja.

3. Nachtzeit im Sinne des Gesetzes (§§ 188, 761 ZPO) sind vom 01.10. - 31.03; die Stunden zwischen 21:00 Uhr und 6:00 Uhr, vom 01.04. - 30.09. von 21:00 Uhr bis 04:00 Uhr. Die Pfändung ist somit zulässig.

4. Schülerabhängige Lösung

5. Nach § 289 BGB dürfen Zinsen von Verzugszinsen nicht erhoben werden (Zinseszinsverbot). Eine Ausnahme vom Zinseszinsverbot lässt das Handelsrecht zu, wenn der Gläubiger mit einem Kaufmann in einem Kontokorrentverkehr steht (§ 355 Abs. 1 HGB). In diesem Fall kann der Gläubiger vom Tag des Abschlusses an Zinsen vom Überschuss verlangen, auch soweit in der Rechnung Zinsen enthalten sind.

6. Der Mahnbescheid muss förmlich zugestellt werden. Deshalb muss die genaue Anschrift angegeben werden.

7. Der Mahnbescheid wird dem Auftragsgegner von Amts wegen zugestellt. Die Zustellung erfolgt nicht durch einfachen Brief, sondern mittels Postzustellungsurkunde, sodass in den Gerichtsakten festgehalten wird, wann die Zustellung erfolgte. Der Mahnbescheid gilt als ordnungsgemäß zugestellt. Theoretisch könnte der Postbedienstete die Urkunde dem Antragsgegner „vor die Füße knallen", wenn dieser die Annahme verweigert. Eine Annahmeverweigerung bringt dem Antragsgegner keinerlei Rechtsvorteil.

8.

| Wert der Forderung | Gerichtskosten |
|---|---|
| 361,00 € | 12,50 € |
| 798,00 € | 17,50 € |
| 6.156,00 € | 68,00 € |
| 11.665,00 € | 478,00 € |
| 500.000,00 € | 1.478,00 € |
| Summe | 2.054,00 € |

9. Schülerabhängige Lösung

10. Mit Postzustellungsurkunde

# 1.5 Die Verjährung von Ansprüchen im Zivilrecht

*Lehrbuch Seite 406*

1. Eine Verlängerung der Verjährungsfrist bedeutet für den Schuldner eine *Erschwerung*. Eine Erschwerung der Verjährung wäre eine Bevorzugung des *Gläubigers* und eine Benachteiligung des *Schuldners*. Eine Verkürzung der Verjährung bedeutet für den Schuldner eine *Erleichterung*.

2. Die Einrede der Verjährung ist nur dann rechtswirksam, wenn der Berechtigte sie auch geltend macht. Niemand ist gezwungen vom Einrederecht Gebrauch zu machen. Mit dem Verzicht auf das Einrederecht möchte der Berechtigte den Geschäftspartner nicht vor den Kopf stoßen und die langjährigen und guten Geschäftsbeziehungen nicht beeinträchtigen. Der Geschäftspartner könnte den Gebrauch des Einrederechts als unfein, unseriös und unfair empfinden.

3. a) falsch
   b) falsch
   c) falsch
   d) falsch
   e) richtig

4. Der Kläger (Zahnarzt) kann in die Berufung gehen. Der Beklagte (Patient) kann nicht das Rechtsmittel der Berufung einlegen.

# Lernfeld: Praxisprozesse mitgestalten

# 1. Grundlagen der Qualitätssicherung

*Lehrbuch Seite 413*

1. Die Schülerinnen sollten die Unfallverhütungsvorschriften als verbindliche Regelungen zu ihrem eigenen Schutz erfassen und zu einem Soll-Ist-Vergleich im täglichen Praxisablauf angeregt werden.

2. Dient ebenfalls einem Soll-Ist-Vergleich und soll Vertiefung bewirken.

3. Diese Aufgabe dient einer kritischen Auseinandersetzung mit dem Betrieb der zahnärztlichen Praxis.

4. Qualitätsmanagement ist auf Dauer nur in einem Praxis-Team erfolgreich, das motiviert ist und durch seine Arbeitszufriedenheit hinter den Praxiszielen steht. Die Gruppe der Mitarbeiter/-innen besitzt dann auch einen stark ausgeprägten inneren Kontakt, das sog. „Wir-Gefühl". In dieser Situation sind Gruppenziele auch Individualziele der Gruppenmitglieder und werden als Individualerfolg empfunden. Dieser Team-Geist entwickelt sich nur auf der Grundlage eines kooperativen Führungsstils.

Vgl. Lehrbuch Seiten 326/327 und 179/180.

# 2. Grundlagen der Arbeitsplatzgestaltung

*Lehrbuch Seite 418*

1. und 2.
   Früher: Sowohl für Behandler und Patient keine angepassten Lösungen. Körperlicher Verschleiß des Zahnarztes (Berufskrankheiten: Bein- und Rückenleiden!) und unbequeme Behandlungssituation des Patienten.

   Heute: Ergonomische Lösungen bei der Praxisausstattung.

3. und 4. Diese Aufgaben sollen den Schülerinnen ein Bewusstsein über die Bedeutung körperlicher Aktivitäten für ihre Fitness im Beruf und Privatleben vermitteln.

# 3. Die Haftung gegenüber den Patienten

## 3.2 Die Haftung der ZFA

*Lehrbuch Seite 426*

1. Auf der Anspruchsgrundlage einer unerlaubten Handlung könnte Dr. Ritter der Entlastungsbeweis (Lehrbuch Seite 423) durch seine geschilderten Maßnahmen im Rahmen der Führungsverantwortung (Lehrbuch Seite 215) gelingen. Claudia würde dann also selbst für ihre Fahrlässigkeit im Rahmen ihrer Handlungsverantwortung (Lehrbuch Seiten 424 und 216) haften.

Dies wäre auch die Rechtslage in einem Strafverfahren. Zivilrechtlich handelt es sich im Rahmen des Behandlungsvertrages jedoch auch um eine fahrlässig begangene Sorgfaltspflichtverletzung von Claudia als Erfüllungsgehilfin von Dr. Ritter. Daher haftet Dr. Ritter im Rahmen der Vertragshaftung (§ 278 BGB) für den materiellen Schaden des Patienten, z. B. Verdienstausfall, Kosten.

2. Der Grund für die Anfertigung des Provisoriums ist nicht durch die Patientin zu vertreten und liegt in einer fehlerhaften Beurteilung des Zahnarztes. Die Patientin muss die Kosten des Provisoriums nicht zahlen, da es für sie nach erfolgter Rettung des Zahnes wertlos ist.

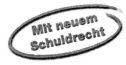
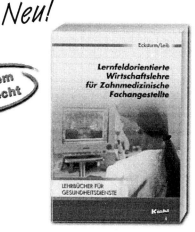

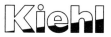

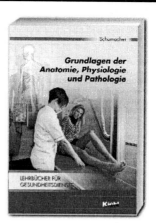

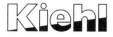